Hanan Mohamed

Effetti della Punica granatum e/o della Sitagliptina sulla nefropatia diabetica nei ratti maschi

ScienciaScripts

Imprint

Any brand names and product names mentioned in this book are subject to trademark, brand or patent protection and are trademarks or registered trademarks of their respective holders. The use of brand names, product names, common names, trade names, product descriptions etc. even without a particular marking in this work is in no way to be construed to mean that such names may be regarded as unrestricted in respect of trademark and brand protection legislation and could thus be used by anyone.

Cover image: www.ingimage.com

This book is a translation from the original published under ISBN 978-620-3-04106-4.

Publisher:
Sciencia Scripts
is a trademark of
Dodo Books Indian Ocean Ltd. and OmniScriptum S.R.L publishing group

120 High Road, East Finchley, London, N2 9ED, United Kingdom
Str. Armeneasca 28/1, office 1, Chisinau MD-2012, Republic of Moldova, Europe
Managing Directors: Ieva Konstantinova, Victoria Ursu
info@omniscriptum.com

Printed at: see last page
ISBN: 978-620-3-05722-5

ABSTRACT

Effetti dell'estratto di buccia di Punica granatum e/o della Sitagliptina sulla nefropatia diabetica indotta

Hanan Essam Mohamed

Dimostratore in fisiologia Dipartimento di fisiologia - Facoltà di medicina - Università di Helwan

Sfondo: Il diabete mellito di tipo 2 (T2DM) rappresenta circa il 90% dei casi di diabete. La nefropatia diabetica (DN) è una delle complicazioni più gravi del diabete. La sitagliptina ha un ruolo importante nel potenziamento del recettore peptidico simile al Glucagone (GLP-1R) che è presente nei reni, quindi può avere un ruolo nel potenziamento della funzione renale nel T2DM. Inoltre, l'estratto di buccia di punica granatum (PGPE) è un'erba che ha attività antiiperglicemica e antiossidante.

Obiettivo: Questo studio è stato progettato per indagare il ruolo del PGPE e/o della sitagliptina sulle funzioni renali nel diabete indotto.

Materiali e metodi: Lo studio attuale è stato eseguito su 60 ratti maschi adulti albini. Ratti di peso da 200 a 250 grammi. I ratti sono stati divisi in: Gruppo I "animali di controllo normale" è costituito da 20 ratti (suddivisi nel gruppo 1: controllo normale e gruppo 2: veicolo ricevuto controllo) 10 ratti / ciascuno. Gruppo II "animali diabetici" gruppo consiste di 40 ratti sono stati divisi in 4 gruppi trattati: (Diabetici, PGPE, Sitagliptin, Sitagliptin e PGPE) 10 ratti / ciascuno. Alla fine del periodo sperimentale (6 settimane), sono state analizzate proteine urinarie, glicemia a digiuno (FBG), urea, azoto ureico del sangue (BUN), creatinina, malonildialdeide (MDA), fattore di necrosi tumorale alfa (TNFα), enzimi antiossidanti e istopatologia del tessuto renale.

Risultati: Nei ratti diabetici, ci sono stati aumentati FBG, urea, BUN, creatinina, proteina urinaria, MDA e TNFα con diminuzione di GSH e SOD. Il trattamento con PGPE e sitagliptina ha causato la diminuzione di SFBG, urea, BUN, creatinina, creatinina, TNFα, MDA e proteine totali con aumento di GSH e SOD.

L'esame istopatologico dei ratti diabetici ha rivelato lo spazio glomerulare dilatato e i tubuli dilatati degenerati. Il trattamento con PGPE e sitagliptina ha rivelato un miglioramento dello spazio glomerulare con meno dilatazione tubulare.

Conclusione: I risultati del presente lavoro hanno mostrato che la combinazione di PGPE e sitagliptina hanno effetti sinergici l'uno per l'altro e hanno un migliore effetto renoprotettivo nei ratti diabetici.

Parole chiave: *Antiossidanti; flavonoidi; nefroprotettivo; nicotinamide; streptozotocina.*

Elenco dei contenuti

Titolo n.	Pagina

Elenco delle Abbreviazioni

Abb.	Termine completo
A	: Assorbanza.
AAP	: 4-amminofenazone.
ABC	: Complesso Avidina-Biotina-Perossidasi.
ADP	: Adenosina di fosfato.
AGE	: Prodotti finali di glicazione avanzati.
AII	: Angiotensina II.
ANGPT1	: Angiopoietina-1.
ANGPT2	: Angiopoietina-2.
ATP	: Adenosina trifosfato
BUN	: Azoto dell'urea nel sangue.
CAMP	: Adenosina monofosfato ciclico.
CAT	: Catalase.
DCT	: Tubuli distali contorti.
DHBS	: Acido 3,5-Dicloro -2-idrossibenzene solfonico
DM	: Diabete mellito.
DN	: Nefropatia diabetica.
DNA	: Acido desossiribonucleico.
DPP-IV	: Dipeptidyl peptidase-IV.
EA	: Acido ellagico.
EDITA	: Acido tetraacetico etilene-diamminico.
ESRD	: Malattia renale allo stadio finale.
ET	: Ellagitannini.
FDA	: Cibo e somministrazione di farmaci.
FSBG	: Siero a digiuno di glucosio nel sangue.
G	: Glomeruli.
GCK-MODY	: Glucokinasi-maturità-insetto diabete dei giovani.
GDM	: Diabete gestazionale Mellito.
GFB	: Barriera di filtrazione glomerulare.
GFR	: Velocità di filtrazione glomerulare.
GHb	: Emoglobina glicata.
GIP	: Polipeptide inibitore gastrico.

GIPR	:	Recettore polipeptidico inibitorio gastrico.
GLP1	:	Peptide simile al glucagone 1.
GLP1R	:	Recettore del peptide 1 simile al glucagone.
GLUT 4	:	Trasportatore di glucosio tipo 4.
GLUT2	:	Trasportatore di glucosio tipo 2.
GPCR	:	G recettori accoppiati alla proteina G.
GSH	:	Glutatione.
GSH-Px	:	Glutatione perossidasi.
H&E	:	Ematossilina ed Eosina.
H2O2	:	Perossido di idrogeno.
HbA1c	:	Emoglobina glucata.
HNF1A-MODALITÀ	:	Fattore nucleare epatociti1A mutazioni - maturità - diabete precoce dei giovani.
IFG	:	Glucosio a digiuno alterato.
IGT	:	Tolleranza al glucosio compromessa.
I.P.	:	Intraperitoneale
JGA	:	Apparato giustaglomerale.
JNK	:	C-giugno N-terminale chinasi.
L1	:	Prima vertebra lombare.
L2	:	Seconda vertebra lombare.
MAPKs	:	Proteina chinasi attivata da mitogeno.
MCP-1	:	Proteina chemiotattica monocitaria-1.
MD	:	Macula densa.
MDA	:	Malonildialdeide.
MODO	:	Il diabete maturo dei giovani.
MPO	:	Mieloperossidasi.
NAD	:	Nicotinamide adenina dinucleotide.
NADH	:	Ridotto dinucleotide di nicotinammide adenina.
NADP	:	Nicotinamide adenina dinucleotide fosfato.
NAMPT	:	Nicotinamide fosforibosil transferasi.
NF-Kb	:	Fattore nucleare kappa B.
NHE3	:	Scambiatore sodio-idrogeno 3.
NIC	:	Nicotinamide.
NMN	:	Nicotinamide mononucleotide.
NMNAT	:	Nicotinamide mononucleotide adenil transferasi.
NO	:	Ossido di azoto.

ANOVA a senso unico	:	Analisi a senso unico della varianza.
PARP-1	:	Poli adenosina di fosfato ribosio polimerasi1
PARPs	:	Poli adenosina di fosfato ribosio polimerasi.
PCT	:	Tubuli convoluti prossimali.
PG	:	Punica granatum
PGP	:	Punica granatum peel.
PGPE	:	Estratto di buccia di punica granatum.
PPAR-γ	:	Gamma del recettore attivato dal proliferatore del perossisoma.
PUFA	:	Acidi grassi polinsaturi.
R1	:	Reagente 1.
R2	:	Reagente 2.
R3	:	Reagente 3.
R4	:	Reagente 4.
RAS	:	Sistema renina-angiotensina.
RNS	:	Radicali liberi azotati reattivi.
ROS	:	Specie reattive dell'ossigeno.
S.E.	:	Errore standard.
SOD	:	Superossido dismutasi.
SPSS, 16	:	Pacchetto statistico per la versione di scienze sociali16 () per le finestre.
STZ	:	Streptozotocina.
T1DM	:	Diabete mellito di tipo 1.
T2DM	:	Diabete mellito di tipo 2.
Tek	:	Recettore della tirosina chinasi.
TG	:	Trigliceride.
THb	:	Emoglobina totale.
TNFα	:	Fattore di necrosi tumorale alfa.
STATI UNITI	:	Stati Uniti.
UV	:	Ultravioletto.
VEGF	:	Fattore di crescita endoteliale vascolare.
WR	:	Reagente di lavoro.

Elenco delle tabelle

Tabella n.	Titolo	Pagina n.

Elenco delle cifre

Fig. No.	Titolo	Pagina n.

INTRODUZIONE

Il diabete mellito (DM) è un grave disturbo endocrino e il costo annuale globale del trattamento del DM e delle sue complicazioni potrebbe raggiungere i mille miliardi di dollari *(Fernández-Millán et al., 2014)*. Il miglioramento del DM è una priorità assoluta nella ricerca medica. L'autogestione del DM è una pietra miliare per ottenere un buon controllo glicemico e ridurre il rischio di sviluppare complicanze macro vascolari (malattia coronarica, malattia delle arterie periferiche e ictus) e micro vascolari (retinopatia, nefropatia e neuropatia) *(Stopford et al., 2013)*.

Il diabete mellito di tipo 2 (T2DM) rappresenta circa il 90% dei casi di diabete. Si caratterizza per la presenza di insulino-resistenza e iperglicemia *(Lorber e Zimmet et al., 2014)*.

La nefropatia diabetica come malattia microvascolare rappresenta una delle principali complicazioni a lungo termine del diabete mellito *(Yang et al., 2013)*.

È la causa principale della malattia renale allo stadio terminale e rappresenta circa il 30-35% degli episodi di terapia renale sostitutiva in tutto il mondo *(Kuhad e Chopra, 2009)*. La nefropatia diabetica complica circa il 30% dei casi di tipo I e circa il 15-20% dei casi di diabete mellito di tipo II *(Lehmann e Schleicher, 2000)*.

Il ruolo dell'iperglicemia nella patogenesi della nefropatia diabetica è stato ben stabilito in vari modelli animali sperimentali e negli studi sull'uomo *(Coimbra et al., 2000)*. L'iperglicemia è l'evento iniziatico che causa cambiamenti strutturali e funzionali come l'iperfiltrazione

1

glomerulare, l'ipertrofia epiteliale glomerulare e tubulare, e la microalbuminuria seguita dallo sviluppo di ispessimento della membrana glomerulare basale, l'accumulo di matrice mesangiale, e infine la malattia renale allo stadio finale *(Yankuzo et al., 2011 e Vinod, 2012).* L'iperglicemia è anche nota per promuovere lo stress ossidativo e quindi coinvolta nella generazione di specie reattive dell'ossigeno (ROS) che svolgono un ruolo cruciale nella patogenesi della nefropatia diabetica *(Celik et al., 2009 e Luo et al., 2010).*

La sitagliptina è un farmaco antidiabetico orale che è un inibitore competitivo selettivo della dipeptidil peptidasi IV (DPP-IV) *(Ahrén, 2007 e Shi et al., 2016).* Studi clinici hanno dimostrato l'efficacia della sitagliptina in termini di miglioramento del controllo glicemico nei pazienti con T2DM, utilizzata come monoterapia o aggiunta ad altri farmaci antiiperglicemici, con o senza metformina *(Mu et al., 2009 e Garg et al., 2013).*

Il peptide simile al Glucagone (GLP-1) e il suo recettore (GLP-1R) sono presenti nei reni e quindi possono avere un ruolo nella modulazione della funzione renale *(Jensen et al., 2015).*

Normalmente la stimolazione di GLP-1Receptor da parte di GLP-1 comporta l'inattivazione del trasportatore dello scambiatore Na^+/H^+, che comporta la perdita di acqua, ed eventualmente l'abbassamento della pressione sanguigna *(Von Websky et al., 2014).* Inoltre, l'attivazione del recettore GLP-1 può attenuare la lesione renale diabetica riducendo lo stress ossidativo dei reni, l'infiammazione e l'apoptosi *(Hendarto et al., 2012 e Matsui et al., 2015).*

Nel diabete di tipo 2, il DPP-IV è regolato nei glomeruli dei pazienti con nefropatia diabetica, che porta alla riduzione dell'emivita della GLP-1 nel rene *(Fadini et al., 2010 e Hasan & Hocher, 2017)*.

La sitagliptina può inibire oltre l'80% dell'attività dell'enzima DPP-IV, responsabile del degrado della GLP-1. Gli obiettivi principali degli inibitori della DPP-IV sono di prolungare gli effetti benefici della GLP-1 endogena *(Herman et al., 2006)*.

Diversi elementi fitochimici di origine vegetale sono noti per possedere un'attività antiiperglicemica e antiossidante *(Bhutkar e Bhise, 2011)*. Inoltre, i farmaci vegetali tradizionali sono ampiamente utilizzati per il trattamento del diabete e delle complicanze diabetiche nei paesi asiatici, poiché gli agenti ipoglicemici orali attualmente disponibili hanno effetti collaterali importanti e non riescono ad alterare significativamente il decorso delle complicanze diabetiche *(Juvekar & Bandawane, 2009 e Balamurugan et al., 2011)*. Pertanto, i farmaci a base di erbe tradizionalmente utilizzati possono rivelarsi utili nella prevenzione o nel trattamento dei danni renali indotti dal diabete.

Punica granatum Linn. (Punicaceae), comunemente nota come melagrana, è un farmaco a base di erbe di importanza tradizionale per il trattamento del diabete e di alcuni disturbi renali *(Rathod et al., 2012)*.

L'estratto di fiore di punica granatum è segnalato per possedere attività antiiperglicemica *(Bhaskar e Kumar, 2012)* e di protezione renale *(Singh et al., 2011)*. Costituenti chimici terapeuticamente benefici simili a quelli dell'estratto di fiore sono stati segnalati da bucce di Punica granatum come ellagitannine, acido gallico, antociani, alcaloidi piperidinici, flavonoidi cioè luteolina, apigenina e quercetina *(Garach et al., 2012)*. Quindi, l'estratto di bucce può rivelarsi utile nel trattamento della nefropatia diabetica. Inoltre, lo studio di *Patil et al. (2013)* ha dimostrato l'attività antiiperglicemica e antiossidante delle bucce di Punica granatum.

SCOPO DEL LAVORO

Questo studio mirava a studiare l'effetto nefroprotettivo della frazione ricca di flavonoidi della punica granatum peels e/o sitagliptina nella streptozotocina - nicotinamide indotta dalla nefropatia diabetica precoce.

Poiché l'iperglicemia e lo stress ossidativo sono implicati nella patogenesi della nefropatia diabetica, abbiamo quindi ipotizzato che le bucce di Punica granatum e la sitagliptina possano esercitare attività nefroprotettiva attraverso le loro proprietà antiiperglicemiche e antiossidanti.

DIABETE MELLITO

Il diabete mellito (DM) è un gruppo di sintomi metabolici caratterizzati da iperglicemia *(Adi e Gerard-Gonzalez, 2018)* e da un metabolismo disfunzionale di carboidrati, grassi e proteine dovuto a difetti nella secrezione di insulina e/o nell'azione dell'insulina *(Ekperikpe et al., 2019)*.

Il DM è un grave disturbo endocrino; il costo annuale globale del trattamento del DM e delle sue complicazioni potrebbe raggiungere i mille miliardi di dollari. Il miglioramento del DM è una priorità assoluta nella ricerca medica *(Stopford et al., 2013 e Fernández-Millán et al., 2014)*. Il controllo intensivo del glucosio può ridurre il rischio di complicazioni microvascolari e macro vascolari *(Livingstone et al., 2017)* come neuropatia, retinopatia, nefropatia e malattie cardiovascolari *(Latifi et al., 2019)*.

Il livello di glucosio nel sangue si mantiene sempre in una condizione omeostatica grazie all'azione sia dell'insulina che del glucagone *(James, 2016)*. L'insulina è un ormone essenziale prodotto dalle cellule beta (cellula islettica di Langerhans) *(Kaur et al., 2018)*. La quantità di insulina secreta nel sangue è direttamente proporzionale al livello di glucosio nel sangue; trasporta il glucosio dal flusso sanguigno alle cellule del corpo dove il glucosio viene convertito in energia *(James, 2016 e Kaur et al., 2018)*. La mancanza di insulina o l'incapacità delle cellule di rispondere all'insulina porta a livelli elevati di glucosio nel sangue *(Kaur et al., 2018)*.

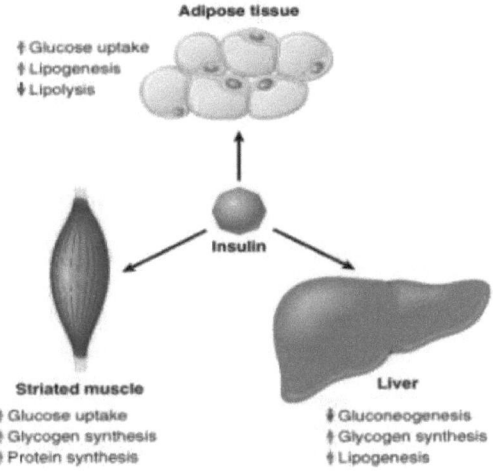

Figura (1): Effetto dell'insulina *(Mevin, 2013)*.

Classificazione del diabete:

> **Diabete mellito di tipo 1)T1DM(** (diabete giovanile):

Il T1DM rappresenta circa il 5%-10% di tutti i casi di diabete mellito *(Tauschmann e Hovorka, 2018)*, si verifica comunemente nell'infanzia *(Prodam et al., 2018)* e negli adolescenti *(Christoffersson et al., 2016)*. È dovuta alla distruzione della cellula beta *(Dimitrioglou et al., 2019)* causata da un processo autoimmune *(Ravi et al., 2018)*.

L'infiltrazione delle isole pancreatiche da parte delle cellule immunitarie progredisce nel tempo fino a quando una sufficiente massa cellulare β viene distrutta e diventa non funzionale, quindi, i livelli di glucosio nel sangue aumentano e si verifica la malattia clinica *(Marca et al., 2018)*. *Si* tratta prevalentemente di linfociti T e B, macrofagi e cellule dendritiche che portano ad una carenza assoluta di secrezione di insulina *(Chetan et al., 2018)*. *Gli* autoanticorpi delle cellule dell'isolotto all'insulina sono elevati nel plasma come marker che indica la distruzione delle cellule B *(Lucier e Weinstock, 2018).*

Nel sistema immunitario normalmente funzionante, diversi meccanismi complementari eliminano le cellule T reattive dell'isolotto o controllano la loro attività. Il T1DM è il risultato del fallimento di uno o più di questi meccanismi immunitari *(Chetan et al., 2018).*

Poco dopo la diagnosi, il 60% degli adulti con T1DM ha un periodo di remissione parziale, caratterizzato da un basso fabbisogno di insulina e da un buon controllo glicemico. Questo periodo è attribuito a due fattori: il recupero parziale della funzione delle cellule B e la correzione della sensibilità insulinica *(Chetan et al., 2018).*

I sintomi del T1DM includono perdita di peso, poliuria, polidipsia e polifagia. In pazienti con T1DM di lunga durata possono diventare suscettibili a complicazioni microvascolari e macro vascolari *(Chetan et al., 2018).*

Alcuni pazienti, in particolare bambini e adolescenti, possono presentare la chetoacidosi come prima manifestazione della malattia. Altri hanno una modesta iperglicemia a digiuno *(Kara et al., 2018)* che può rapidamente trasformarsi in una grave iperglicemia e/o chetoacidosi in presenza di infezione o di altro stress *(American Diabetes Association, 2018).* Questi pazienti sono anche soggetti ad altri disturbi autoimmuni come il morbo di Graves, la tiroidite di Hashimoto, il morbo di Addison, la vitiligine, la colata celiaca, l'epatite autoimmune, la miastenia gravis e l'anemia perniciosa *(American Diabetes Association, 2018).*

Inoltre, la funzione delle cellule α del pancreas è anormale e c'è un'eccessiva secrezione di glucagone. Normalmente, la secrezione di glucagone è ridotta da iperglicemia, ma nei pazienti con T1DM la secrezione di glucagone non è ridotta da iperglicemia. Questo si verifica a causa di omeostasi isolotto proteina (IHoP) iperespressione nel diabete, che ha dimostrato di influenzare la sintesi del glucagone e la secrezione all'interno della cellula pancreatica α-cellula. In un pancreas sano, circa il 15-20% delle cellule in un'isoletta sono cellule α-esprimenti di glucagone, tuttavia, nelle isole pancreatiche del diabete di tipo 1; il glucagone è stato espresso dalla maggior parte delle cellule dell'isoletta causando un aumento dei livelli di glucagone. L'aumento del livello di glucagone esagera i difetti metabolici dovuti alla carenza di insulina. Tale caso porta ad aumentare la lipolisi e il livello di acidi grassi liberi nel plasma, che compromette il metabolismo del glucosio nel muscolo scheletrico. Inoltre, la carenza di insulina sopprime l'espressione di molti geni necessari per il normale metabolismo del glucosio, come la glucochinasi nel fegato e il tipo di trasportatore di glucosio 4 (GLUT 4) presente nel tessuto adiposo *(Cryer, 2006; Baynes, 2015 e Oh et al., 2017)*.

> ### Diabete mellito di tipo 2 (T2DM):

Il T2DM rappresenta circa l'80-90% di tutti i casi di diabete mellito *(Kumar et al., 2018).* La prevalenza nei bambini e negli adulti è in forte aumento in tutto il mondo *(Mandal et al., 2018).*

I principali fattori di rischio predisponenti per il T2DM sono l'obesità, la storia familiare, lo stile di vita sedentario *(Lascar et al., 2018),* in individui con ipertensione o dislipidemia (colesterolo alto, lipoproteine a bassa densità e trigliceridi" TG") *(Fallahzadeh et al., 2019).* Esiste un'associazione tra l'elevato consumo di bevande zuccherate e il rischio di T2DM *(Mozaffarian, 2016).*

Anche se il metabolismo del glucosio è anormale, i criteri per il diabete non sono ancora soddisfatti. Il passaggio dal normale metabolismo del glucosio al T2DM avviene attraverso una fase intermedia caratterizzata da una compromissione della tolleranza al glucosio (IGT) e/o da una compromissione del glucosio a digiuno (IFG) *(Hurtado e Vella, 2018)*.

In T2DM, l'iperglicemia è il risultato di una produzione inadeguata di insulina e dell'incapacità dell'organismo di rispondere pienamente all'insulina (resistenza all'insulina) *(Kaur et al., 2018)*.

Il T2DM è caratterizzato da una secrezione di insulina difettosa e ritardata e da un'anormale soppressione postprandiale del glucagone. Queste anomalie spiegano, in parte, la soppressione difettosa della produzione endogena di glucosio dopo un pasto; questo, combinato con la diminuzione dell'assorbimento periferico del glucosio, contribuisce all'iperglicemia postprandiale. L'insulina viene secreta in modo pulsatile, con conseguenti oscillazioni ad alta frequenza della concentrazione di insulina nel portale e, in misura minore, nella circolazione periferica. Questa pulsatilità è disordinata nelle persone con T2DM *(Hurtado e Vella, 2018)*.

L'altro difetto patologico è l'insulino-resistenza. Inizialmente, c'è un aumento compensativo della secrezione di insulina, che mantiene i livelli di glucosio nel range normale. Con il progredire della condizione, le cellule beta cambiano e la secrezione di insulina non è in grado di mantenere l'omeostasi del glucosio, producendo iperglicemia *(Goyal e Jialal, 2019)*.

La resistenza all'azione dell'insulina si tradurrà in una compromissione dell'assorbimento del glucosio mediato dall'insulina nella periferia (da parte di muscoli e grassi), in una soppressione incompleta della produzione di glucosio epatico e in una compromissione dell'assorbimento di TG da parte dei grassi *(Hurtado e Vella, 2018)*.

La chetoacidosi si verifica raramente in questo tipo di diabete. Di solito si presenta in associazione allo stress di un'altra malattia come l'infezione *(American Diabetes Association, 2018)*.

Il diabete spesso non viene diagnosticato per molti anni perché l'iperglicemia si sviluppa gradualmente e nelle fasi iniziali spesso non è abbastanza grave da far notare al paziente nessuno dei classici sintomi del diabete *(American Diabetes Association, 2018)*.

➤ **Diabete Mellito Gestazionale (GDM):**

Il GDM è una grave complicazione della gravidanza, in cui le donne senza diabete precedentemente diagnosticato sviluppano iperglicemia durante la gestazione *(Plows et al., 2018)*.

Anche se la maggior parte dei casi si risolve con il parto, la definizione è stata applicata indipendentemente dal fatto che la condizione persista o meno dopo la gravidanza e non ha escluso la possibilità che un'intolleranza al glucosio non riconosciuta possa essere iniziata in concomitanza con la gravidanza *(Baynes, 2015 e American Diabetes Association, 2018)*.

➤ **Difetti genetici nell'azione dell'insulina:**

Ci sono cause insolite di diabete che derivano da anomalie geneticamente determinate dell'azione dell'insulina. Le anomalie metaboliche associate alle mutazioni del recettore dell'insulina possono variare da una moderata iperglicemia a un diabete grave. Alcuni individui con queste mutazioni possono avere acantosi nigricans. Le donne possono essere virilizzate e avere ovaie ingrossate e cistiche. Le sindromi hanno mutazioni nel gene del recettore dell'insulina con conseguenti alterazioni della funzione del recettore dell'insulina ed estrema resistenza all'insulina *(Ta, 2014)*.

Malattie del pancreas esocrino:

Le malattie pancreatiche esocrine includono condizioni benigne e maligne di qualsiasi eziologia che danneggia diffusamente il pancreas. I processi acquisiti includono pancreatiti, traumi, infezioni, carcinoma pancreatico, fibrosi cistica ed emocromatosi *(Mezza et al., 2018)*.

Ad eccezione di quello causato dal cancro, i danni al pancreas devono essere estesi perché si verifichi il diabete; gli adrenocarcinomi che coinvolgono solo una piccola parte del pancreas sono stati associati al diabete *(Ta, 2014)*.

➢ **Endocrinopatie:**

Molte malattie endocrine possono essere complicate dal diabete, a causa dell'aumento dei livelli di ormoni iperglicemici e della resistenza all'insulina *(Zahra et al., 2018)*. Diversi ormoni (ad esempio, l'ormone della crescita, il cortisolo, il glucagone e l'epinefrina) antagonizzano l'azione dell'insulina *(Ta, 2014)*. Quantità in eccesso di questi ormoni (ad esempio, acromegalia *(Alexopoulou et al., 2014)*, sindrome di Cushing *(Ferraù e Korbonits, 2018)*, glucagonoma *(Song et al., 2018)*, feocromocitoma *(Moghetti, 2018)* rispettivamente) possono causare il diabete. Questo si verifica generalmente in individui con difetti preesistenti nella secrezione di insulina, e l'iperglicemia si risolve tipicamente quando l'eccesso ormonale viene risolto *(Ta, 2014)*.

> **Difetti genetici della β-Cellula: diabete di maturità dei giovani (MODY):**

MODY è una rara forma di DM causata da una mutazione di un singolo gene *(Crenshaw et al., 2018)* ereditata come autosomica dominante *(Anık et al., 2015)*. È caratterizzata da una ridotta secrezione di insulina con difetti minimi o nulli nell'azione insulinica *(Ta, 2014)*.

Ci sono circa 13 diverse mutazioni geniche che possono causare il fenotipo MODY *(Crenshaw et al., 2018)*. Una mutazione del fattore nucleare epatociti1A (HNF1A-MODY) è la forma più frequente di diabete monogenico negli adulti *(Pavić et al., 2018)*.

Una seconda forma è il diabete Glucokinase-maturità-iniziativa dei giovani (GCK-MODY), causato da mutazioni eterozigoti inattivanti del gene GCK *(Chakera et al., 2015)*. Il risultato è una molecola di glucochinasi difettosa. La glucochinasi converte il glucosio in glucosio-6-fosfato, il cui metabolismo a sua volta stimola la secrezione di insulina da parte della cellula β *(Ta, 2014)*.

Complicazioni del diabete mellito *(Asmat et al., 2016)*.

Complicazioni acute:

1. Coma ipoglicemico.
2. Chetoacidosi diabetica (DKA).
3. Coma iperglicemico iperosmolare non cinetico.
4. Infezioni.

Complicazioni croniche:

- Micro complicazioni vascolari:

1. Nefropatia diabetica.

2. Retinopatia diabetica.

3. Neuropatia diabetica.

- Complicazioni vascolari macro:

1. Malattie cardiovascolari.

2. Malattia cerebrovascolare (ictus).

Ormoni dell'incretino

L'incretina è un ormone intestinale che in circostanze fisiologiche contribuisce alla stimolazione della secrezione di ormoni pancreatici {insulina, glucagone e polipeptide pancreatico (PP)}. *(Rehfeld, 2018)*. I due principali ormoni intestinali sono: il peptide 1 simile al glucagone (GLP1) e il polipeptide inibitore gastrico (GIP; noto anche come polipeptide insulinotropico dipendente dal glucosio) *(Gribble e Reimann, 2019)*.

Le azioni insulinotropiche degli ormoni incretini richiedono sempre un grado di iperglicemia permissivo. Il ruolo degli ormoni incretini è quello di aumentare le risposte insulino- secretorie avviate dall'iperglicemia *(Nauck e Meier, 2018)*.

Esistono due forme biologicamente attive di BPL-1: BPL-1-(7-37) e BPL-1-(7-36) NH2.Esse derivano dalla molecola del proglucagone mediante elaborazione post-traslazionale *(Bodnaruc et al., 2016)*.

GLP-1 secreto dalle cellule L situate nell'ileo *(Schiellerup et al., 2019)* ed esercita i suoi effetti attraverso il recettore GLP-1 (GLP1R) che appartiene alla famiglia dei recettori accoppiati alla proteina G (GPCR) *(Alexiadou et al., 2019)*.

L'ormone incretino GLP-1 è un potente fattore di sazietà *(Andersen et al., 2018)* agendo sulle regioni dell'ipotalamo e dell'encefalo *(López-Ferreras et al., 2018).* La GLP-1 agisce anche nel tratto gastrointestinale attraverso l'inibizione della secrezione gastrica e la decelerazione dello svuotamento gastrico attenuando l'aumento postprandiale dei livelli di glucosio *(Alexiadou et al., 2019).* Stimola la sintesi glucosio-dipendente e il rilascio di insulina dalle cellule β pancreatiche e sopprime la gluconeogenesi epatica sopprimendo la secrezione di glucagone dalle cellule α che alla fine contribuisce all'effetto antiiperglicemizzante *(Patel et al., 2019).*

Riduce anche la steatosi epatica, l'infiammazione del fegato e le lesioni epatociti; questi effetti potrebbero essere diretti *(Jin e Weng, 2016)* o indiretti attraverso la perdita di peso *(Drucker, 2016),* abbassa la produzione di glucosio epatico e aumenta l'assorbimento del glucosio nei muscoli *(Koopman et al., 2018).*

GIP è un composto di 42-amminoacidi sintetizzato e secreto dalle cellule K endocrine entero endocrine situate principalmente nell'intestino tenue prossimale *(Schiellerup et al., 2019)* ed esercita la sua azione attraverso il recettore GIP (GIPR), una membrana GPCR a sette trans della famiglia degli stimolatori G *(Capozzi et al., 2018).*

GIP aumentare la deposizione di grasso nel tessuto adiposo *(Alexiadou et al., 2019).* Ha un effetto positivo sulla formazione ossea e sulla regolazione del riassorbimento osseo *(Kolodziejski et al., 2018).*

La GIP stimola la secrezione di glucagone *(Gasbjerg et al., 2018)* e riduce la secrezione di acido gastrico *(Kolodziejski et al., 2018).*

Il peptidase-IV dipeptidilico (DPP-IV) è un enzima complesso espresso in cellule epiteliali, cellule endoteliali capillari e linfociti del tratto gastrointestinale, rene, fegato, cuore e cervello *(Rotondo et al., 2019)*. *Si* tratta di un esopeptidasi che scinde una vasta gamma di bersagli peptidici, tra cui GLP-1 e GIP, limitando così la loro attività *(Capozzi et al., 2018)* mediante la scissione dei dipeptidi X-prolina dal N-termine dei polipeptidi o proteine, si trova in molte cellule e tessuti e svolge un ruolo importante in diversi processi fisiologici (Xing *et al., 2018)*.

DPP-IV controlla l'omeostasi del glucosio attraverso la terminazione enzimatica dell'azione dell'incretina *(Varin et al., 2019)* mediante la produzione di metaboliti inattivi, che vengono escreti attraverso i reni *(Radojčin e Polovina, 2018)*.

Il DPP-IV ha la sua massima espressione cellulare nei reni dei mammiferi, essendo presente nel bordo a spazzola dei tubuli prossimali, nell'endotelio dei capillari glomerulari e nell'epitelio della capsula di Bowman *(Hasan e Hocher, 2017)*.

Le cellule del sistema immunitario esprimono abbondantemente la DPP-IV e questa molecola contribuisce all'infiammazione delle strutture renali *(Nistala e Savin, 2017)*.

L'ipossia porta ad aumentare l'espressione della DPP-IV che contribuisce alle conseguenze dannose dell'ischemia midollare renale *(Tsimihodimos e Elisaf, 2018)*.

STREPTOZOTOCINA E NICOTINAMIDE

Streptozotocina:

Fonte:

La streptozotocina (STZ) è un prodotto naturale della nitrosourea *(Chakraborty et al., 2018)*. È stata scoperta in un ceppo del batterio del suolo gram-positivo Streptomyces achromogenes *(Isaev et al., 2018)*.

È approvato dalla Food and Drug Administration (FDA) per l'uso in pazienti con cancro metastatico a cellule beta *(Rosol et al., 2013)*.

STZ e alloxan sono due farmaci importanti per creare modelli animali di diabete mellito. STZ è l'agente preferito per indurre il diabete sperimentale di tipo 2; ha più vantaggi rispetto all'alloxan, come il range della dose di STZ non è così ristretto come nel caso dell'alloxan. La maggiore stabilità chimica e la minore tossicità di STZ consentono una manipolazione più facile e un dosaggio più flessibile rispetto all'alloxan. Il trattamento STZ ha indotto il diabete nel 95% dei ratti che è superiore all'alloxan che ha causato il diabete solo nel 70% dei ratti *(Goud et al., 2015)*. STZ ha quasi completamente sostituito l'alloxan per l'induzione del diabete a causa di: Maggiore selettività verso le cellule B, sviluppo di complicanze diabetiche ben caratterizzate con una bassa incidenza di chetosi, minore tasso di mortalità e iperglicemia sostenuta o induzione del diabete irreversibile *(Goud et al., 2015 e Maqbool et al., 2019)*.

Struttura chimica:

STZ è (2-deossi-2-(3-metil-3-nitrosoureido)-d- glucopiranosio) *(Sviglerova et al., 2017)*.

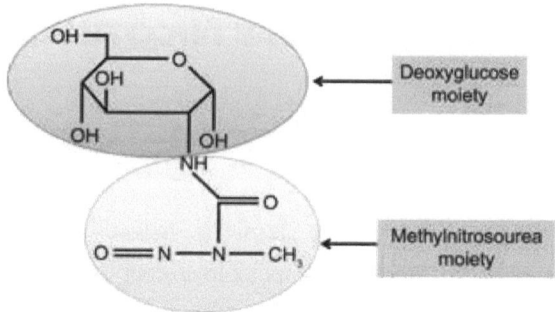

Figura (2): Formula di struttura chimica di STZ *(Wu e Yan, 2015)*.

Proprietà chimiche:

L'STZ può essere conservato a 4 °C per brevi periodi, ma a lungo termine necessita di una conservazione a -20 °C perché è stabile a questa temperatura per almeno 2 anni *(Goud et al., 2015)*.

STZ è molto solubile in acqua, chetoni e alcoli inferiori, ma leggermente solubile nei solventi organici polari *(Vivek, 2010)*. Ha un tempo di dimezzamento biologico di 5-15 minuti *(Lee et al., e Sharma et al., 2010)*.

STZ può essere sciolto in soluzione salina acidificata allo 0,9% a pH 4,5 e tampone citrato ghiacciato 0,05-0,1 M regolato a pH 4,5. Tuttavia, una soluzione stabile di STZ in tampone citrato (pH 4,5) è più adatta per l'iniezione *(Ghasemi et al., 2014)*.

Modalità di azione:

Rakieten (1963) è stato il primo a dimostrare che il diabete indotto da STZ in un modello animale. Sulla base del precedente modello sperimentale, è spesso utilizzato per via endovenosa singola dose tra 40 e 60 mg / kg di peso corporeo *(Rajendiran et al., 2018)*. STZ possiede un effetto diabetogeno attraverso la sua specifica azione dannosa contro le cellule β pancreatiche *(Thangaraj, 2016)*.

STZ viene trasportato selettivamente alle cellule beta pancreatiche tramite il trasportatore di glucosio di tipo 2 (GLUT2), poiché si tratta di analoghi del glucosio, ma non di altri trasportatori di glucosio. L'STZ si scinde in glucosio e metilnitrosourea *(Hasan et al., 2018)*.

STZ distrugge le cellule beta pancreatiche deprimendo i nucleotidi della piridina: nicotinamide adenina dinucleotide (NAD) e nicotinamide adenina dinucleotide ridotta (NADH) *(Nelson, 2015)*. E l'esaurimento del NAD+ con conseguente morte necrotica delle cellule β *(King, 2017)*.

La tossicità dipende dall'attività alchilante dell'acido desossiribonucleico (DNA) del meth ylnitrosourea *(Estil- les et al., 2018)*. Il trasferimento del gruppo metilico da STZ al DNA causa danni e la formazione di frammentazione del DNA *(Rajendiran et al., 2018)* e l'attivazione della poli adenosina di fosfato ribosio polimerasi 1(PARP-1) *(Mallek et al. , 2018)*.

Anche la chinasi N-terminale C-giugno (JNK) è coinvolta nella citotossicità di STZ. Un aumento dell'attività di questo enzima si osserva nel caso di stress cellulare che porta alla morte cellulare. L'attivazione di JNK da STZ è dovuta ad una maggiore attività di PARP-1 *(Kishore et al., 2017)*.

L'azione citotossica di STZ porta alla generazione di specie reattive dell'ossigeno (ROS) come l'anione superossido, responsabile del danno ossidativo nei tessuti pancreatici *(Paudel et al., 2018)*.

STZ potrebbe liberare l'ossido di azoto (NO) in quanto possiede il gruppo nitroso *(Hasan et al., 2018)*. NO si combina con l'anione superossido per formare perossinitrito che si decompone in radicali idrossilici genotossici e porta a danni al DNA attraverso l'interruzione della produzione di adenosina trifosfato (ATP) nei mitocondri *(Ghasemi et al., 2014)*. Questa diminuzione complessiva dell'ATP porta all'inibizione della sintesi e della secrezione di insulina *(Mallek et al., 2018)*.

Nicotinamide:

La nicotinamide (NIC) (piridina 3-carbossamide), nota anche come niacinamide *(Sil et al., 2018)* è il composto ammidico solubile in acqua *(Fricker et al., 2018)* della niacina B-vitamina *(Lai et al., 2019)*.

Fonte:

NIC può essere trovato nella dieta attraverso l'assunzione di uova, carne, pesce e funghi. Un'altra fonte di NIC è il metabolismo del triptofano endogeno, un amminoacido essenziale *(Fricker et al., 2018)*.

Metabolismo della nicotinammide:

NIC è ingerito negli alimenti come parte della piridina NAD e nicotinammide adenina dinucleotide fosfato (NADP) nei tessuti vegetali e animali. Dopo che i coenzimi si sono separati, il NIC viene assorbito quasi completamente nell'intestino tenue *(Wohlrab e Kreft, 2014)*. NIC è memorizzato come NAD solo in piccole quantità nel fegato, con la maggior parte degli esseri sia escreto tramite i reni o catabolizzato per fornire l'altro metabolico chiave *(Fricker et al., 2018)*.

Carenza:

Le carenze di NIC e niacina potrebbero portare a una diminuzione della produzione di NAD+ e causare la pellagra *(Meng et al., 2018)*. La pellagra è caratterizzata dalla triade di diarrea, dermatite e demenza *(Bains et al., 2018)*.

Effetti negativi:

NIC è un composto sicuro ed economico con effetti collaterali trascurabili. Non ci sono rapporti di teratogenicità con NIC. Effetti collaterali minori includono nausea, vomito, mal di testa e affaticamento *(Bains et al., 2018)*.

Funzione:

NIC è il precursore del NAD. NIC può essere convertito in nicotinamide mononucleotide (NMN) dalla nicotinamide fosforibosil transferasi (NAMPT), che viene poi trasformata in NAD+ dalla nicotinamide mononucleotide adenillt transferasi (NMNAT) *(Meng et al., 2018)*.

NAD+, la sua forma ridotta NADH, e le sue forme fosforilate NADP e la sua forma ridotta NADPH sono coinvolte nella glicolisi, nella via del pentoso fosfato, nel ciclo dell'acido citrico, nel metabolismo dei corpi chetonici, dei lipidi e degli aminoacidi (Klimova *et al., 2018 e Klimova & Kristian, 2019), nella* fosforilazione *ossidativa* e nella produzione di ATP (Braidy *et al., 2018)*.

NAD+ agisce come vettore di elettroni che aiuta l'interconversione dell'energia tra i nutrienti e la valuta energetica della cellula, ATP *(Goody e Henry, 2018)*. NADP+ è un inibitore endogeno dell'adenosina di fosfato (ADP)-ribosilazione che viene sintetizzata dopo la modificazione della traduzione in risposta allo stress genotossico e usa NAD+ come donatore di ADP-riboso *(Bian et al., 2019)*.

NAD+ e NADP sono responsabili di un'ampia varietà di reazioni enzimatiche di ossido-riduzione ("reazione redox") *(Perricone e Perricone, 2018)*. Inoltre, NIC esercita proprietà antiossidanti *(Kishore et al., 2017)* attraverso la reazione redox; e che può scavare ROS e ha attività antinfiammatoria *(Perricone e Perricone, 2018)*.

NIC migliora anche la rigenerazione delle cellule β e la crescita delle cellule dell'isolotto e inibisce l'apoptosi; può agire come accettore del gruppo metilico, che riduce la metilazione del DNA causata da STZ *(Ghasemi et al.,*

2014). Pertanto, la secrezione di insulina è stata ancora preservata in risposta al glucosio *(Birgani et al., 2018).*

RENE

I reni sono accoppiati, a forma di fagiolo (nella maggior parte dei mammiferi), organi escretrici *(Radi, 2019)* che si trovano nel peritoneo retrò tra i processi trasversi di Thoracic 12 e Lumbar 3 su ciascun lato della colonna vertebrale con il rene sinistro leggermente superiore a quello destro *(Kirkpatrick e Leslie, 2019)*.

Le funzioni principali del rene sono: regolazione dell'equilibrio idrico e del sale, eliminazione delle tossine e dei metaboliti, omeostasi elettrolitica, equilibrio acido-base e produzione di ormoni (Meltzer, *2019)*.

Nel rene, le cellule epiteliali tubolari consumano la maggior parte dell'energia a causa dei meccanismi di trasporto attivi, quindi sono le più suscettibili alle lesioni da stati ipossici o a bassa energia *(Lin, 2017)*.

Il parenchima renale è composto da un numero enorme di tubuli uriniferi, legati da un piccolo tessuto connettivo che comprende vasi sanguigni, linfatici e nervi. Ognuno di questi tubuli uriniferi è costituito dai nefroni *(Brennero, 2019)*. Il parenchima renale è diviso in corteccia esterna e midollo interno *(Buffi et al., 2018)*.

Il midollo è diviso in 4-19 masse coniche chiamate piramidi renali e l'apice di ogni piramide termina in una papilla che si trova all'interno di un calice minore. Numerosi calici minori si espandono in calici maggiori *(Koeppen e Stanton, 2019)*. La corteccia renale abbraccia ciascuna delle piramidi renali ad eccezione della papilla *(Brennero, 2019)*.

Il bacino renale è una cavità formata dall'espansione dell'uretere all'interno del rene all'ilo. Estensioni a forma di imbuto della pelvi renale chiamate calici *(Scanlon e Sanders, 2019)*.

Nefroni:

Ogni rene è composto da circa un milione di nefroni, ognuno dei quali opera in modo indipendente come unità di filtrazione, riassorbimento e secrezione *(Levitan et al., 2018)*.

Ogni nefrone ha due porzioni principali: un corpuscolo renale e un tubulo renale *(Scanlon e Sanders, 2019)*.

Il corpuscolo renale è costituito da un glomerulo circondato da una capsula di Bowman. Il glomerulo è una rete capillare che nasce da un'arteriola afferente e si svuota in un'arteriola efferente *(Scanlon e Sanders, 2019)*.

La barriera di filtrazione glomerulare (GFB) è composta da una rete capillare rivestita da un sottile strato di cellule endoteliali fenestrate, membrana basale glomerulare (GBM), una regione centrale composta da cellule mesangiali e matrice, strato interno (viscerale) di cellule nella capsula di Bowman che avvolgono il capillare formando processi di podociti e cellule epiteliali parietali (esterne) *(Devlin & Craven, 2018 e Radi, 2019)*.

L'apparato juxtaglomerulare (JGA) è una regione di contatto specializzata tra il glomerulo e il tubulo distale contorto. La JGA è composta da (1) La macula densa (MD) dell'arto ascendente spesso (2) Un componente vascolare costituito da arteriole afferenti, efferenti e cellule granulari dell'arteriolo afferente che produce renina e angiotensina II (A II) (3) Il mesangium extra glomerulare *(Haschek et al., 2013 e Cangiotti et al., 2018)*.

Tubuli renali:

Il tubulo renale continua dalla capsula di Bowman ed è composto dalle seguenti parti: tubulo convoluto prossimale, anello di Henle e tubulo convoluto distale *(Radi, 2019)*. I tubuli convoluti distali da diversi nefroni si svuotano in un tubulo di raccolta. Diversi tubuli di raccolta si uniscono poi per formare un condotto papillare che svuota l'urina in un calice del bacino renale *(Scanlon e Sanders, 2019)*.

Apporto di sangue:

Le arterie renali sono arterie terminali accoppiate ramificate dall'aorta addominale a livello della prima vertebra lombare (L1) e della seconda vertebra lombare (L2) *(Animaw et al., 2018)*. I reni ricevono circa il 25% della gittata cardiaca, che è un prerequisito per mantenere un sufficiente tasso di filtrazione glomerulare *(Schiffer et al., 2018)*.

Le arterie renali si dividono prima di entrare nell'ilo renale in divisioni anteriori e posteriori. La divisione anteriore si divide ulteriormente nelle arterie segmentali superiore, centrale, inferiore e apicale, mentre la divisione posteriore forma l'arteria segmentale posteriore *(Leslie e Sharma, 2018)*.

Le arterie segmentali si dividono successivamente in lobare, interlobari e queste arterie si estendono fino alla giunzione corticomedullaria per formare le arterie arcuate. Le arterie interlobulari danno origine ad arteriole afferenti che danno origine a capillari glomerulari *(Radi, 2019)*. Quando questi capillari escono dal glomerulo, escono come arteriole efferenti che si ramificano ulteriormente per formare capillari peritubolari. Le arteriole efferenti si estendono nel midollo allungandosi come vasa recta e alimentano il midollo esterno e quello interno *(Fogo et al., 2014)*.

I vasi del sistema venoso corrono paralleli ai vasi arteriosi e progressivamente dalla vena interlobulare, dalla vena arcuata, dalla vena interlobulare e dalla vena renale *(Koeppen e Stanton, 2019)*.

L'innervazione del rene:

L'apporto autonomo al rene è responsabile della regolazione della pressione sanguigna. I reni ricevono l'input autonomo sia dal parasimpatico attraverso il nervo vago che dal simpatico, che ha origine dai livelli del midollo spinale del sistema nervoso toracico 11-lombare 3 attraverso il plesso renale *(Lopez e Khorasani-Zadeh, 2019)*.

La diminuzione della pressione al seno carotideo dovuta alla diminuzione del volume circolante aumenterà l'attività simpatica del rene. Un aumento graduale dell'attività simpatica si traduce in un progressivo aumento della secrezione di renina mediata dal beta-adrenocettore e in una diminuzione mediata dall'alfa-adrenocettore nell'escrezione di sodio e acqua, nonché nella vasocostrizione del rene *(Kirkpatrick e Leslie, 2019)*. L'attivazione dei recettori cardiopolmonari a causa dell'allungamento e dell'espansione del volume riduce l'attività simpatica con conseguente abbassamento dei livelli di renina e aumento dell'escrezione di sodio e acqua, così come la vasodilatazione renale *(Becker et al., 2019)*.

NEFROPATIA DIABETICA

Nefropatia diabetica (DN) nota anche come malattia renale diabetica *(Liu et al., 2019)* che è definita come la presenza di un'albuminuria gravemente elevata persistente di oltre 300 mg/24 h (o >200 µg/min) o un rapporto di creatinina albumina > 300 mg/g di creatinina confermato in almeno due campioni su tre, con contemporanea presenza di retinopatia diabetica e assenza di segni di altre forme di malattia renale (Rossing *e Frimodt-Møller, 2019)*.

Segni e sintomi:

Il diabete con microalbuminuria (30 mg/giorno) è un segno clinico precoce del DN; questo progredisce successivamente fino alla macroalbuminuria (>300 mg/giorno) (**Reidy** *et al., 2014)*.

Il primo sintomo è di solito un edema periferico che si verifica in uno stadio molto avanzato di DN *(Persson e Rossing, 2018)*.

DN è caratterizzato da un graduale aumento della proteinuria e della pressione sanguigna *(Valencia e Florez, 2017)*, graduale diminuzione della filtrazione glomerulare e perdita della funzione renale *(American Diabetes Association, 2018)*.

Fattori di rischio:

DN è causato da aumento della glicemia, ipertensione, stress ossidativo, infiammazione *(Liu et al., 2018)*, storia familiare di nefropatia diabetica *(Elnajjjar et al., 2016)* dislipidemia, obesità e insulino-resistenza sono i principali fattori di rischio della nefropatia diabetica *(Sulaiman, 2019)*.

Fisiopatologia:

Lo stress ossidativo si verifica quando l'equilibrio tra pro-ossidanti e antiossidanti si inclina verso lo stato pro-ossidante che può essere caratterizzato da un eccesso di ROS. ROS prodotto localmente o da fonti esterne, gioca un ruolo importante nei normali processi fisiologici, ma l'eccesso di ROS può danneggiare le strutture cellulari *(Cheng et al., 2019)*. *La* produzione di ROS è aumentata da iperglicemia *(Saleem et al., 2018)*.

L'iperglicemia porta alla formazione di prodotti finali di glicazione avanzati (AGE) e all'attivazione di citochine che causano iperfiltrazione e lesioni renali *(Batuman, 2018)*.

Questi cambiamenti si traducono in iperfiltrazione glomerulare, ipertensione glomerulare, ipertrofia renale e alterazione della composizione glomerulare, che si manifestano clinicamente come albuminuria e ipertensione *(Umanath e Lewis, 2018)*.

Gli AGE sono formati dalla reazione non enzimatica del glucosio e di altri composti glicemici derivati sia dal glucosio che dall'aumento dell'ossidazione degli acidi grassi *(Giacco e Brownlee, 2010)*.

L'insulto ripetuto o cronico ai reni porta alla deposizione della matriceextracellulare, all'ispessimento della membrana glomerulare del basamento, ai cambiamenti proliferativi e all'atrofia tubulare *(Umanath e Lewis, 2018)*. Inoltre, porta a danni fibrotici irreversibili ai glomeruli (glomerulosclerosi) e ai tubuli renali (fibrosi tubulointerstiziale) e, infine, porta alla malattia renale allo stadio terminale (ESRD) **(Venkatachalam *et al.,* 2015)**.

Il rene contribuisce all'aggravamento dell'iperglicemia in T2DM attraverso la gluconeogenesi e il riassorbimento del glucosio *(Nauck, 2014)*.

Con il progredire del DN il GFB è danneggiato. Il GFB è responsabile della filtrazione altamente selettiva del sangue che entra nei glomeruli del rene e normalmente permette solo il passaggio di acqua e piccole molecole, ma l'albumina non passa attraverso il GFB intatto. Il danno al GFB permette alle proteine nel sangue di passare attraverso, portando alla proteinuria *(Mora-Fernández et al., 2014)*.

T2DM è caratterizzato da un aumento dell'attività dello scambiatore sodio-idrogeno 3 (NHE3) nel rene. Il glucosio induce l'espressione di NHE3 nel mesangio glomerulare, nell'epitelio tubulare e nell'endotelio vascolare. L'aumento dell'attività di NHE3 può contribuire in modo importante all'iperfiltrazione glomerulare, alla proliferazione cellulare tubulare e alla ritenzione di sodio *(Packer, 2018)*.

I tubuli prossimali svolgono un ruolo importante nella microalbuminuria in DN *(Arruda-Junior et al., 2016)*. DPP-IV trovato nel tubulo prossimale colpisce l'espressione superficiale NHE3 e l'attività *(Nistala et al., 2014)*. *La* regolazione della DPP-IV renale è stata correlata alla glomerulosclerosi nella nefropatia diabetica *(Cappetta et al., 2019)*.

Il DN comprende fasi, la prima iniziata dall'inizio a 5 anni, in cui c'è un ispessimento della membrana glomerulare del basamento e una velocità di filtrazione glomerulare borderline (GFR). Non c'è albuminuria e ipertensione, ma le dimensioni dei reni sono aumentate del 20% insieme ad un aumento del flusso di plasma renale. La seconda fase è iniziata 2 anni dopo l'inizio, con una lieve o grave espansione mesangiale, ispessimento della membrana basale e proliferazione mesangiale e nessun sintomo clinico. Inoltre, il terzo stadio è iniziato 5-10 anni dopo l'esordio, accompagnato da sclerosi nodulare, con danno glomerulare e microalbuminuria (30-300 mg/giorno). Con o senza ipertensione. Il quarto stadio comprende la glomerulosclerosi diabetica avanzata che comprende lesioni tubulointerstiziali e lesioni vascolari. In cui vi è proteinuria irreversibile, ipertensione sostenuta e GFR inferiore a 60 ml/min/1,73 ^{m2}. L'ultimo stadio è l'ESRD con GFR< 15 ml/min/1,73 m2 (Tervaert *et al., 2014 e Gheith et al., 2016).*

Il DN è la principale causa di ESRD in tutto il mondo; può verificarsi in pazienti con diabete mellito sia di tipo 1 che di tipo 2 *(Bus et al., 2018)* che possono richiedere l'emodialisi o anche il trapianto di rene *(Lizicarova et al., 2014)* ed è una delle principali cause di morte nei pazienti diabetici *(Narres et al., 2016).*

SITAGLIPTIN

Proprietà chimiche:

Il fosfato di sitagliptina monoidrato è un farmaco antidiabetico *(Ali et al., 2018)*. Che è una polvere bianca, cristallina, solubile in acqua e N, N-dimetil formamide, leggermente solubile in metanolo e molto leggermente solubile in etanolo, acetone e acetonitrile **(Sirigiri et al., 2018)**.

Struttura chimica:

Fosfato di sitagliptina con formula strutturale che è il sale di diidrogeno fosfato di (2R)-4-oxo-4-[3-(trifluorometil)-5,6 diidro[1,2,4]triazolo[1,2,4]triazolo[4,3 -a]pirazina-7(8H)-il]-1-(2,4,5-trifluorofenil) butan-2-amina *(Omwancha et al., 2019)*.

Figura (3): Struttura chimica del sitagliptin *(Johnson e Schurr, 2011)*.

Il sitagliptin può essere usato da solo o in combinazione con altri farmaci, come la metformina *(Wang et al., 2018)*. Sitagliptin, il primo degli inibitori DPP-IV approvati negli Stati Uniti (USA) *(Singh et al., 2018)*. Nell'ottobre 2006, la FDA statunitense ha approvato la sitagliptina come monoterapia e come terapia aggiuntiva alla metformina o ai tiazolidinedioni per migliorare il controllo della glicemia nei pazienti con T2DM quando la dieta e l'esercizio fisico non sono sufficienti. Nel marzo

2007 è stata approvata anche dall'Unione Europea *(Yuzbasioglu et al., 2018)*.

Modalità di azione:

Ci sono contributi multi-organo in iperglicemia progressiva nei pazienti con T2DM *(Sugimoto et al., 2018)*. Questi includono la funzione inappropriata delle cellule β, del tratto gastrointestinale (deficit o resistenza dell'ormone incretino), degli adipociti (aumento del tasso di lipolisi), delle cellule α (eccesso di secrezione di glucagone), dei reni (aumento del riassorbimento del glucosio), della resistenza insulinica muscolo/livello e del cervello (resistenza all'insulina e disregolazione dei neurotrasmettitori) *(Kalra et al., 2018)*.

Il sistema gastrointestinale, in particolare gli ormoni incretini, gioca un ruolo significativo nella fisiopatologia del T2DM *(Koopman et al., 2018)*. Gli incretini sono responsabili del 50-70% della secrezione di insulina post-prandiale in persone sane. Questo effetto dell'incretina scende a <20% nei pazienti con T2DM (Yoo *et al., 2019)*. Il disturbo dell'effetto dell'incretina è un fenomeno precoce nella patogenesi del T2DM, e non è il difetto che porta alla malattia *(Radojčin e Polovina, 2018)*.

La sitagliptina è un inibitore selettivo dell'enzima DPP-IV, che metabolizza gli ormoni incretini presenti in natura (GLP-1 e GIP) *(Yuzbasioglu et al., 2018)*.

L'effetto insulinotropico e di abbassamento del glucosio della GIP è quasi assente nei pazienti con T2DM, quindi le azioni antiiperglicemiche degli inibitori DPP-IV sono state mediate interamente dalla GLP-1 aumentando le concentrazioni attive di GLP-1 endogeno di 2-4 pieghe *(Andersen et al., 2018)*, ma non cambia i livelli totali di GLP-1. Ciò indica che la sitagliptina mantiene l'integrità della BPL-1, ma non modifica la secrezione endogena *(Johnson e Schurr, 2011)*. Inoltre, gli inibitori DPP-IV conservano la massa delle cellule β *(Wang et al., 2018)*.

Dosaggio ed escrezione:

Il sitagliptin viene somministrato per via orale *(Mansur et al., 2019)*. *Di* solito viene assunto alla dose di 100 mg una volta al giorno con o senza cibo *(American Society of Health, 2019)* o 50 mg due volte al giorno *(Haq Asif et al., 2018)*.

Circa il 79% della sitagliptina è escreto invariato nelle urine per l'eliminazione senza metabolismo *(Haq Asif et al., 2018)* quindi richiede un aggiustamento del dosaggio in pazienti con gravi malattie renali croniche *(Merck e Co, 2017)* e nessun aggiustamento del dosaggio è raccomandato in pazienti con malattie epatiche *(Rodrigues e Samuel, 2018)*.

PUNICA GRANATUM PEEL

La Punica granatum (PG), detta generalmente Melograno, è un albero a foglie caduche appartenente alla famiglia delle Punicaceae *(Mestry et al., 2017)*. *Sono* fitochimici di derivazione vegetale sono noti per possedere attività antiiperglicemica e antiossidante *(Bhutkar e Bhise, 2011)*. Questi composti possono essere ulteriormente suddivisi in sottogruppi come acidi fenolici, tannini e flavonoidi *(Singh et al., 2017 e Amri et al., 2018)*.

Nonostante i progressi compiuti nella cura del diabete, si incontrano ancora diverse sfide. Tra queste vi sono gli effetti collaterali associati a questi farmaci, l'alto costo della maggior parte di questi farmaci e i loro meccanismi d'azione che riguardano la sintomatologia piuttosto che la fisiopatologia di fondo *(Akimoladun et al., 2014)*.

I farmaci a base di erbe sono stati utilizzati per il trattamento di varie malattie umane *(Mestry et al. , 2017)*. PG è un farmaco a base di erbe di importanza tradizionale per il trattamento del diabete e di alcuni disturbi renali *(Rathod et al., 2012)*. Esiste quindi la necessità di valutare le piante per i loro effetti antidiabetici al fine di sviluppare nuove e più efficaci strategie per la gestione del diabete *(Ekperikpe et al., 2019)*.

La buccia del PG contiene più composti biologicamente attivi della parte mangiata *(Abid et al., 2017)*. Grazie ai suoi benefici per la salute, la buccia di Punica granatum (PGP) è ampiamente disponibile nei negozi di medicina tradizionale ed erboristica, sicura, economica e relativamente tollerabile *(Khaled, 2015)*.

L'estratto di PGP (PGPE) composto da acqua, zucchero, proteine e fibre. Gli zuccheri riducenti e non riducenti costituivano la principale massa di PGP seguita dalla fibra grezza *(Ullah et al., 2012)*.

Il PGP è una potenziale fonte di flavonoidi come catechina, epicatechina, quercetina, antociani e procianidine *(Singh et al., 2018)*. I flavonoidi sono quelli che hanno ricevuto particolare attenzione, in quanto hanno dimostrato una varietà di benefici per la salute come l'azione antinfiammatoria, antidiabetica, antiallergica e antipiastrinica *(Khan et al., 2018)*.

Il colore rosso PGP è dovuto principalmente alla presenza di antociani. Per questo motivo, possiede una maggiore attività antiossidante rispetto alle altre parti *(Amri et al., 2018 e Zhao et al., 2013)*.

Inoltre, il PGPE ha proprietà radioprotettive, antifibrotiche e di guarigione delle ferite. Inoltre, possiede attività antiossidanti, antibatteriche, immunomodulanti, gastroprotettive, larvicide, antimicotiche, antitumorali, antimicrobiche, antivirali, ipoglicemiche e potenziano l'azione insulinica *(Ahmed et al., 2014)*.

Effetti antidiabetici del PGP:

PGP ha diminuito lo zucchero nel sangue per le proprietà di aumentare la secrezione di insulina, migliorando l'assorbimento del glucosio da parte dei tessuti adiposi o muscolari, inibendo l'assorbimento del glucosio dall'intestino e la produzione di glucosio dal fegato e risolvendo il problema della carenza di insulina *(Hasona et al., 2017)*.

PGP grazie alle sue proprietà di scavenging dei radicali liberi ha la capacità di salvaguardare le cellule β pancreatiche da lesioni attraverso la neutralizzazione dell'effetto dei radicali liberi e di aumentare le cellule β pancreatiche rigenerate *(Akhtar et al., 2019)*.

PGP provoca anche l'inibizione degli enzimi digestivi dei carboidrati, in quanto il suo contenuto fenolico è stato segnalato per offrire α-glicosidasi inibitoria, ritardando così la digestione dei carboidrati che facilitano l'assorbimento del glucosio *(Ahmed et al., 2014 e Bekir et al., 2016)*.

Il contenuto di PGP come l'acido ellagico e i suoi glicosidi hanno un profondo effetto sull'attività insulino-sensibilizzante attraverso l'aumento dell'espressione genica dei recettori gamma del perossisoma proliferatore attivato dal perossiferatore (PPAR-γ) e GLUT 4 che attivano le vie di segnalazione dell'insulina per l'assorbimento del glucosio *(Nankar e Doble, 2015)*.

Effetti curativi del PGP:

L'esame biochimico e istologico ha rivelato che il PGP comprende tremende caratteristiche antimicrobiche e antiossidanti che aiutano l'epitelizzazione e la produzione di idrossiprolina per rigenerare le ferite *(Akhtar et al., 2019)*.

Gli studi suggeriscono che l'applicazione topica di polifenoli di melograno e di unguenti a base di frazioni lipofile sulle ferite cutanee (piaghe e lesioni) porta a un significativo recupero della ferita nei pazienti diabetici *(Huan et al., 2013)*.

Effetti di promozione della salute intestinale del PGP:

I microbi dell'intestino trasformano i composti fenolici intatti (ad esempio, ellagitannine e antociani) in metaboliti bioattivi come l'acido ellagico e le urolitine. Le ellagitannine e le antocianine intatte agiscono come prebiotici e hanno un effetto sinergico nel promuovere le proprietà probiotiche dei lattobacilli e dei bifidobatteri. Inibisce ulteriormente la crescita di microbi patogeni e preserva l'equilibrio microbico intestinale *(Li et al., e Mosele et al., 2015)*.

I polifenoli di melograno, in particolare le ellagitannine, la punicalagina e l'acido ellagico, attenuano la perossidazione lipidica dell'intestino tenue rafforzando il sistema di scavenging dei radicali liberi (ad esempio, il perossido di idrogeno" H_2O_2 ") e regolando le vie antiossidanti enzimatiche come sistema di difesa di prima linea dell'intestino tenue *(Al-Gubory et al., 2016)*.

Attività antielmintiche del PGP:

La somministrazione orale di PGP ad animali infestati da vermi solitari (Raillietina spiralis) e ascaridi (Ascaridia galli) ha indotto la paralisi dei parassiti e ridotto il tempo di morte rispetto agli antielmintici piperazina e albendazolo. Gli estratti di PGP mostrano proprietà ovicide e larvicide contro Gastrothylax indicus e Hymenolepis nana che lo manifestano come una nuova fonte di agente antielmintico *(Aggarwal et al., e Al-Megrin, 2016)*.

Gli estratti di buccia di melograno mostrano un ruolo protettivo contro la parassitosi indotta dal plasmadio (malaria) *(Hafiz et al., 2016)*.

Altri effetti PGP:

Il PGP ha attività antitumorali inducendo apoptosi, arresto del ciclo cellulare, antiangiogenesi e antimutagenesi *(Turrini et al., 2015)*.

La ricerca moderna suggerisce che la PG potrebbe essere utile per il trattamento di condizioni gravi come il cancro alla prostata, l'osteoartrite e il diabete. Gli studi dimostrano anche che i semi di melograno potrebbero aiutare a liberare l'apparato digerente dai grassi. La ricerca clinica ha suggerito che la PG ha il potenziale di fluidificare il sangue, aumentare il flusso sanguigno al cuore, ridurre la pressione sanguigna e ridurre la placca nelle arterie *(Debjit et al., 2013)*.

Il melograno mostra proprietà di protezione della pelle contro le reazioni mediate dai raggi ultravioletti (UV). Il pretrattamento con estratti di frutta di melograno protegge i fibroblasti della pelle dalla morte cellulare mediata dai raggi UV. Una significativa inibizione nella produzione di specie di ossigeno reattivo indotto dai raggi UV e l'aumento dei livelli antiossidanti intracellulari *(Akhtar et al., 2019)*.

MATERIALI E METODI

Il presente studio è stato realizzato presso la facoltà di medicina per ragazze della casa degli animali, l'università di Al-Azhar, il dipartimento di Istologia della facoltà di medicina per ragazze, l'università di Al-Azhar e l'unità di Biochimica e Biologia Molecolare, facoltà di medicina, università del Cairo.

Animali sperimentali:

Nel presente studio sono stati utilizzati sessanta ratti albini maschi adulti. Il loro peso corporeo variava da 200 a 250 grammi. I ratti sono stati autorizzati ad adattarsi all'ambiente prevalente per una settimana prima dell'esperimento. Gli animali sono stati alloggiati in gabbie mantenute in condizioni standard un 12:12 h ciclo di luce e buio con temperatura ambiente intorno ai 22-24 ° C con libero accesso al ratto chow ordinaria. Tutte le procedure sperimentali erano state approvate dal comitato etico dell'Unità Istituzionale per la cura degli animali.

Farmaci sperimentali:

1. Streptozotocina: Il farmaco è stato fornito sotto forma di fiala di polvere (1gm) da Sigma-Aldrich.

2. Nicotinamide: Il farmaco è stato fornito sotto forma di polvere (100gm) da Loba Cheme.

3. Sitagliptin: Il farmaco è stato fornito sotto forma di compresse (50mg/compressa) ed è stato somministrato ai ratti in una dose di 10 mg/kg di peso corporeo al giorno per via orale tramite gavage orogastrico *(Mega et al., 2011)*.

Metodologia sperimentale:

Induzione del diabete mellito di tipo 2:

Il diabete di tipo 2 è stato indotto in ratti adulti maschi albini a digiuno notturno da una singola iniezione intra peritoneale di streptozotocina appena preparata (dose: 45 mg/kg di peso corporeo) *(Zafar et al., 2009)* disciolta in tampone citrato a pH 4,5, 15 minuti dopo la somministrazione intraperitoneale di nicotinammide disciolta in soluzione fisiologica normale (110 mg/kg di peso corporeo) *(Naidu et al., 2016)*.

L'iperglicemia è stata confermata da elevati livelli di glucosio nel sangue dopo 72 ore e poi il 7° giorno dopo l'iniezione. Quegli animali con glucosio nel sangue a digiuno più di 250 mg/dL sono stati precedentemente utilizzati per lo studio della nefropatia diabetica *(Uddandrao et al., 2018)*.

Materiale vegetale sperimentale:

La frutta fresca PG è stata acquistata nei mercati locali. I frutti venivano tagliati in porzioni e gli arilli venivano separati manualmente dalle bucce. Le bucce venivano tagliate in piccoli pezzi ed essiccate al sole fino alla completa disidratazione. Le bucce essiccate venivano macinate in polvere fine in un mortaio. Le bucce in polvere sono state conservate in un contenitore di plastica ermetico e conservate a 5 °C fino al momento dell'uso. Le bucce in polvere sono state sospese in acqua distillata calda (100 mg/1 ml) e sono state somministrate per via orale ai ratti attraverso la gavetta gastrica (200 mg/kg) *(Saad et al., 2015)*.

Progettazione sperimentale:

I ratti sono stati divisi in 6 gruppi uguali; ciascuno è composto da 10 ratti come segue:

- **Gruppo I (gruppo di controllo):** Ricevuto chow di ratto ordinario.

- **Gruppo II (Gruppo di buffer di controllo del citrato):** Ricevuto chow ratto ordinario e sono stati iniettati intraperitoneale con tampone citrato di sodio pH4,5 (veicolo di STZ).

- **Gruppo III (gruppo diabetici):** I ratti inducono il diabete di tipo 2 e vengono utilizzati come gruppo di controllo del diabete.

- **Gruppo IV (gruppo di estrazione delle bucce di granato di Diabetico più Punica granatum):** L'estratto di buccia di Punica granatum ricevuto è iniziato una settimana dopo l'induzione del diabete di tipo 2 per 6 settimane *(Ankita et al., 2015).*

- **Gruppo V (gruppo Diabetico più sitagliptin):** La sitagliptina ricevuta è iniziata una settimana dopo l'induzione del diabete di tipo 2 per 6 settimane *(Mega et al., 2011).*

- **Gruppo VI (Diabetico trattato con sitagliptina ed estratto di bucce di Punica granatum):** L'estratto di buccia di sitagliptina e Punica granatum peels è iniziato una settimana dopo l'induzione del diabete di tipo 2 per 6 settimane.

Protocollo sperimentale:

Alla fine del periodo sperimentale, i ratti sono stati messi in gabbia metabolica per 24 ore per raccogliere campioni di urina per rilevare il livello di proteine totali e il loro peso corporeo è stato misurato utilizzando una normale bilancia.

Campionamento:

1) Campioni di sangue:

Alla fine del periodo sperimentale, i ratti sono stati digiunati per 12 ore, poi sono stati prelevati campioni di sangue dal seno retro-orbitale utilizzando tubi capillari eparinizzati sotto anestesia etere leggero. E 'stato introdotto al canthus interno dell'occhio e avanzato delicatamente lungo i lati del globo nel plesso venoso. Il tubo ha rotto i vasi sottili del plesso cavernoso e il sangue è stato ritirato attraverso questa via retro-orbitale, raccolto in tubo di acido etilendiammina tetraacetico (EDITA) come anticoagulante per la valutazione del livello di emoglobina glicata (HbA1c) nel sangue, e tubo eppendorf per altre misurazioni nel siero.

Preparazione del siero:

I campioni di sangue sono stati raccolti e lasciati coagulare per 30 minuti fino a un massimo di 60 minuti a temperatura ambiente e poi centrifugati a 5000 rpm per 20 minuti per separare il siero e conservati a (-4°C) per non più di 4 ore o a (-20 °C) fino ad un'ulteriore stima biochimica *(Tuck et al., 2008).*

Il siero utilizzato per la stima di:

1. Siero a digiuno Livello di glucosio (FSBG).
2. Livelli di azoto ureico e di urea nel sangue (BUN).
3. Livello di creatinina.

2) *Campioni di tessuto:*

Dopo le raccolte di campioni di sangue, i ratti sono stati sacrificati per dislocazione cervicale. I reni sono stati asportati, il rene sinistro di ogni ratto è stato rapidamente sezionato e lavato con soluzione fisiologica e fissato in formalina al 10% per l'esame istopatologico.

Tessuto omogeneizzato del rene destro:

1. Prima della dissezione, perfusare il tessuto con una soluzione salina tampone fosfato, a pH 7., contenente 0,16 mg / ml di eparina per rimuovere eventuali globuli rossi e coaguli.

2. Omogeneizzare il tessuto in 5 - 10 ml di tampone freddo (cioè, 50 mM di fosfato di potassio, pH 7,5. 1 mM EDTA) per grammo di tessuto.

3. Centrifugare a 100.000 x g per 15 minuti a 4 °C.

4. Rimuovere il surnatante per il saggio e conservarlo in ghiaccio. Se non si effettua il saggio lo stesso giorno, congelare il campione a - 80°C. Il campione sarà stabile per almeno un mese.

Il soprannatante è stato stimato per:

I.   Perossidazione dei lipidi (Malonildialdeide "MDA"),

II.   Livello alfa del fattore di necrosi tumorale (TNFα).

III. Enzimi endogeni antiperossidativi come il glutatione (GSH), la catalasi (CAT) e la superossido dismutasi (SOD).

Alla fine del periodo sperimentale, tutti i gruppi sono stati sottoposti alle seguenti indagini:

I. Misurazione del livello di emoglobina glicata (HbA1c):

L'emoglobina glicata è stata analizzata con il metodo adottato da *Trivelli et al. (1971)* utilizzando il kit di glucosio della Biomed Diagnostics Company.

Principio:

Emoglobina glicata (GHb) definita operativamente come la frazione veloce emoglobina HbA1 (Hb Ala, Alb, Alc) che eluisce per prima durante la cromatografia in colonna. L'emoglobina non glicosilata, che consiste nella massa di emoglobina, è stata designata HbAo. Una preparazione emolizzata di sangue intero viene mescolata continuamente per 5 minuti con una resina a scambio cationico debolmente legante. La frazione labile viene eliminata durante la preparazione dell'emolisato e durante il legame. Durante la miscelazione, HbAo si lega alla resina a scambio ionico lasciando l'emoglobina glicata libera nel surnatante. Dopo il periodo di miscelazione, si utilizza un filtro separatore per rimuovere la resina dal surnatante. La percentuale di emoglobina glicosilata viene determinata misurando l'assorbanza della frazione di emoglobina glicata e la frazione di emoglobina totale viene utilizzata per calcolare la percentuale di emoglobina glicata del campione.

Contenuto:

Contenuti	10 Test	25Prove
Resina a scambio ionico	10 x 3 ml	25 x 3 ml
(Tubi predecessori)		
Reagente lisante	5 ml	12,5 ml
Separatori di resina	10 numeri	25 numeri
Controllo	10%	1*1 ml

Parametri del sistema:

- Lunghezza d'onda: 415 nm (Hg 405nm).

- Percorso della luce: 1cm

- Temperatura: Temperatura ambiente.

Procedura:

A. Controllare la ricostituzione:

Ricostituire con 1 ml di acqua distillata e lasciare riposare per 10 minuti. Il controllo ricostituito è stabile per almeno 7 giorni se conservato a 2-8°C a tenuta stagna e per almeno 4 settimane se conservato a 20°C.

B. Preparazione dell'emolisato:

1. Dispensare 0,5 ml di reagente lisante in provette etichettate come test.

2. Aggiungere 0,1 ml del campione di sangue ricostituito ben miscelato nelle provette opportunamente etichettate. Mescolare l'unità di lisi completa è evidente.

3. Lasciare riposare per 5 minuti

C. *Separazione dell'emoglobina glicata:*

1. Rimuovere il tappo dai tubi in resina a scambio ionico ed etichettare come Test.

2. Aggiungere 0,1 ml di controllo ricostituito e di emolisi dal passo A&B per il controllo e il campione rispettivamente nei tubi di resina a scambio ionico opportunamente etichettati.

3. Inserire un separatore di resina in ogni tubo in modo che il manicotto di gomma sia circa I cm sopra il livello del liquido della sospensione di resina

4. Mescolare i tubi su un bilanciere, miscelatore a rotatori in continuo per 5 minuti.

5. Lasciare che la resina si depositi, quindi spingere il separatore di resina nei tubi fino a quando la resina non è ben impaccata.

6. Versare o aspirare ogni supernatante direttamente in una cuvetta e misurare ogni assorbanza contro l'acqua distillata.

D. *Frazione totale di emoglobina (THb):*

1. Dispensare 5,0 ml di acqua distillata in provette etichettate come test.

2. Aggiungere 0,02 ml di emolisato di Step A&B nella provetta opportunamente etichettata. Mescolare

3. Leggere ogni assorbanza contro l'acqua distillata

Calcolo:

Rapporto di controllo = Abs.Control GHb / Abs.Control THb

Rapporto di prova = prova Abs GHb/ Abs test THb

GHb in %= (Rapporto di prova / Rapporto di controllo) **X** 10 (Valore del controllo).

II. Misurazione del livello di glicemia a digiuno nel siero (SFBG):

Il glucosio nel sangue è stato analizzato con il metodo adottato da *Trinder (1969)* utilizzando il kit di glucosio della Spectrum Diagnostics Company.

Principio:

Il glucosio presente nel campione è stato determinato secondo le seguenti reazioni:

L'ossidazione del glucosio sotto l'influenza della glucosio ossidasi in acido gluconico e del perossido di idrogeno viene prodotta.

$$\text{Glucosio} + O_2 + H_2 0O \rightarrow \text{Acido gluconico} + H_2O_2.$$

Il perossido di idrogeno agisce sull'ammino-4-antipirina in presenza di fenolo, dando origine ad un complesso colorato (chinoneimmina) che può essere determinato colorimetricamente.

$$H_2O_2 + \text{fenolo} + \text{amino-4-antipirina} \rightarrow \text{chinoneimmina} + 4\ H_2O.$$

Reagenti:

Reagente standard: Glucosio (100 mg/dl)

Reagente enzimatico, consiste di:

- Tampone fosfato (100 mmol/L)
- 4-amminofenazone (1,0 mmol/L)
- Fenolo (4,0 mmol/L)

- Glucosio ossidasi (<20KU/L)

- Perossidasi (<2.0KU/L)

- Sodio Azide (8 mmol/L)

Parametri del sistema:

- Lunghezza d'onda: 546 nm

- Percorso ottico: 1cm

- Temperatura: 37 C

- Regolazione dello zero: bianco del reagente

Procedura:

1. Prendere 3 provette ed etichettarle come Standard, Campione e Blank.

2. Aggiungere a queste provette reagenti come indicato di seguito.

3. Mescolare il contenuto della provetta e incubare per 10 minuti a 37 C o 20 minuti a 15-20 c.

4. Misurare l'assorbanza della soluzione standard e della soluzione del campione rispetto al bianco del reagente entro 30 minuti.

	Vuoto	Standard	Campione
Reagente	1.0ml	1.0ml	1.0ml
Standard	………	10 µl	………
Campione	………..	………	10 µl

Calcolo:

Concentrazione di glucosio nel campione =

Assorbanza della soluzione del campione x conc. di glucosio in soluzione standard (100). Assorbanza della soluzione standard

III. Misurazione dei livelli di urea nel siero e di azoto ureico nel sangue (BUN):

L'urea nel sangue e l'azoto dell'urea nel sangue sono stati analizzati con il metodo dell'urea modificata, utilizzando il kit della Spectrum Diagnostics Company *(Patton & Crouch, 1977 e Tietz, 1990)*.

Principio:

La reazione coinvolta nel sistema di saggio è la seguente: L'urea viene idrolizzata in presenza di acqua e ureasi per produrre ammoniaca e anidride carbonica.

Urease

$$Urea + H_2O \longrightarrow NH_3 + CO_2$$

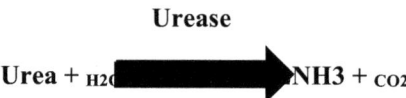

L'ammoniaca libera in un pH alcalino e in presenza di indicatore forma un complesso colorato proporzionale alla concentrazione di urea nel campione.

Reagenti:

Urea standard: Standard primario acquoso (50 mg/dL)

Reagente 1 (R1 Buffer), contiene

Tampone fosfato pH 8,0 (100 mmol/L)

Salicilato di sodio (80 mmol/L)

Sodio nitroprussiato (6,0 mmol/L)

EDTA (30,0 mmol/L)

Reagente 2 (R2 Enzima): Ureasi (>350000 U/l)

Reagente 3 (R3 Reagente alcalino), contiene:

Idrossido di sodio (400 mmol/L)

Ipoclorito di sodio (20,0 mmol/L)

Parametri di sistema:

Lunghezza d'onda: 578 nm

Percorso ottico: 1cm

Temperatura: 15-25 ^{oC} o 37 ^{oC}.

Regolazione dello zero: Reagente vuoto.

Procedura:

	Vuoto	Standard	Campione
R1(Buffer)	1.0	1.0	1.0
R2(Enzima)	Una goccia (50 µl)	Una goccia (50 µl)	Una goccia (50 µl)
Standard	....	10 µl	... .
Campione	....	....	10 µl

Mescolare e incubare per almeno 3 minuti a 37 ^{oC} o 5 minuti a 20-25 ^{oC}.

R3(Alcol)	200 µl	200 µl	200 µl

Mescolare e incubare per 5 minuti a 37 ^{oC} o 10 minuti a 20-25 ^{oC}
Misurare l'assorbanza del campione e l'assorbanza dello standard contro il bianco del reagente.

Calcolo:

Concentrazione di urea nel siero (mg/dl) = $\dfrac{\text{Assorbanza del campione} \times n}{\text{Assorbanza di Standard}}$

Dove n = 50,0 mg/dl

Azoto di urea: Per convertire il risultato da urea in azoto ureico moltiplica il risultato per 0,467.

IV. Misurazione del livello di creatinina:

La creatinina è stata analizzata con il metodo adottato da *Tietz & Ash (1995) e Young (2001),* utilizzando il kit di creatinina della Diamond Diagnostics Company.

Principio:

Il dosaggio si basa sulla reazione della creatinina con il sodio picrato. La creatinina reagisce con picrate alcalino formando un complesso rosso. L'intervallo di tempo scelto per le misurazioni evita interferenze da altri costituenti del siero. L'intensità del colore formato è proporzionale alla concentrazione di creatinina nel campione.

Reagenti:

R 1 Standard di creatinina: Creatinina acquosa standard primario 2 mg/dL

R 2 Reagente picrico: Acido picrico 17,5 mmol/L

R3 Reagente alcalino: Idrossido di sodio 0,29 mol/L

Preparazione:

Reagente di lavoro (WR): Miscelare volumi uguali di R1 reagente picrico e R2 reagente alcalino. Il reagente di lavoro è stabile per 10 giorni a 15-25°C.

Procedura:

1. Condizioni del test:

   Lunghezza d'onda: 492 nm (490-510)

   Cuvetta: 1 cm. percorso di luce.

   Temperatura: 20-25°C / 15-25°C.

2. Regolare lo strumento a zero con acqua distillata.

3. Pipetta in una cuvetta:

	Vuoto	Standard	Campione
WR (mL)	1.0	1.0	1.o
Standard (μL)	---------	100	--------
Campione (μL)	---------	---------	100

4. Mescolare e avviare il cronometro.

5. Leggere l'assorbanza (A1) dopo 30 secondi e dopo 90 secondi (A2) dell'aggiunta del campione.

6. Calcolare: ΔA= A2 - A1.

Calcoli:

(ΔA Campione - ΔA Vuoto)/ (ΔA Standard - ΔA Vuoto) x 2 (Conc. standard) = mg/dL di (Creatina nel campione)

Fattore di conversione: mg/dL x 88,4 = μmol/L

V. <u>Misura del livello di glutatione (GSH):</u>

Il glutatione è stato analizzato con il metodo adottato da ***Beutler et al. (1963)*** utilizzando il kit di glutatione della Bio Diagnostics Company.

Principio:

Il metodo basato sulla riduzione di 5, 5`ditiobis (2 - acido nitrobenzoico) (DTNB) con glutatione (GSH) per produrre un composto giallo. Il cromogeno ridotto direttamente proporzionale alla concentrazione di GSH e la sua assorbanza può essere misurato a 405 nm.

Reagenti:

1. 1. Acido tricloroacetico: 500 mmol / L

2. 2. Buffe: 100 mmol / L

3. DTNB: 1,0 mmol / L

La stabilità:

Stabile fino alla data di scadenza specificata se conservato a +4 a +8 °C per R1+ R3 e a +15 a +25 °C per R2.

Procedura:

	Bloodml	Tissueml	Blankml
Campione	0.1	0.5	-
Dis. Acqua	0.5	-	0.5
Reagente 1	0.5	0.5	0.5

Mescolare bene; lasciare in piedi per 5 min. poi centrifugare a 3000 giri/min. per 15 min. e poi prendere le seguenti aliquote:

Supernate	0.5	0.5	0.5
Reagente 2	1.0	1.0	1.0
Reagente 3	0.1	0.1	0.1

Mescolare bene. Misurare l'assorbanza dopo 5-10 min. a 405 nm di campione (ASample) contro il bianco. Linearità fino a 120 mg/dL (4 mmol/L).

Calcolo:

Concentrazione di glutatione (GSH) nel tessuto

= ASample x 66.66/g. tessuto utilizzato mg / g. tessuto

= ASample x 2,22/g. tessuto utilizzato mmol / g. tessuto

VI. <u>Misura del livello di catalasi (CAT):</u>

Il livello di catalasi renale è stato analizzato con il metodo adottato da *Aebi (1984)* utilizzando il kit di catalasi della Bio Diagnostics Company.

Principio:

La catalisi reagisce con una quantità nota di H_2O_2. La reazione viene interrotta dopo esattamente un minuto con l'inibitore della catalisi.

Catalase

$$2\ H_2O_2 \longrightarrow 2\ H_2O + O_2$$

In presenza di perossidasi (HRP), l'H_2O_2 rimanente reagisce con acido 3,5-Dicloro -2-idrossibenzene solfonico (DHBS) e 4-amminofenazone (AAP) per formare un cromoforo con un'intensità di colore inversamente proporzionale alla quantità di catalisi nel campione originale.

HRP

2 H2O2 + DHBS + AAP 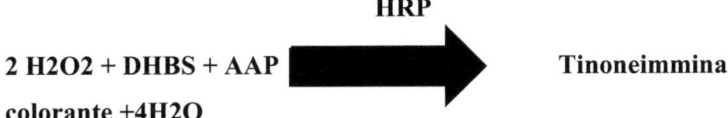 **Tinoneimmina**

colorante +4H2O

Reagenti:

1	Cromogeno - tampone : Tampone fosfato, pH 7.0DCHBSDetergente	100 mM / L1 mM / L
2	H2O2 (substrato e standard) (Diluire 1000 volte prima dell'uso) uso	0,5 mM / L
3	Inibitore della catalisi	
4	Enzima : Perossidasi4 - Aminoantipirina Conservante	> 2000 / L2 mM / L

Procedura:

Diluire R2 1000 volte immediatamente prima dell'uso (10 uL + 10 ml d. Acqua). Eliminare dopo l'uso

	Campioneml	Standardml
Campione	0.05	-----------
d. Acqua	-----------	0.05
R1	0.5	0.5
R2	0.05	0.05

Incubare esattamente un min. a 25°C e poi aggiungere:

R3	0.1	0.1
R4	0.5	0.5

Incubare 10 min. a 37°C, leggere il campione (ASample) e lo standard (AStandard) contro d. Acqua a 510 nm (500 - 520 nm). Colore stabile per un'ora.

Calcolo:

Attività della catalisi nel tessuto (U / g. tessuto) =

Astandard - Asample x 0,5 x 1/gm di tessuto utilizzato

 Uno standard

VII. **Misurazione del livello di Super ossido dismutasi (SOD):**

La SOD renale è stata analizzata con il metodo adottato da *Nishikimi et al. (1972)* utilizzando il kit di catalasi della Bio Diagnostics Company.

Preparazione del campione:

Per separare i due enzimi, centrifugare il supernatante di 1.500 x g a 100.000 x g per 15 minuti a 4°C. Il supernatante 100.000 x g risultante conterrà SOD citosolica e il pellet conterrà SOD mitocondriale. Sospendere il pellet mitocondriale in tampone freddo (cioè 20mM Hepes, pH 7,2, contenente 1 mM EDTA, 210 Mm mannittol, e 70 mM saccarosio). Se non si effettua il dosaggio lo stesso giorno, congelare il campione a - 80°C. I campioni saranno stabili per almeno un mese.

Principio:

Questo test si basa sulla capacità dell'enzima di inibire la riduzione mediata dalla fenazina metisolfatizzata del colorante tetrazolio nitroblu.

Reagenti:

1. pH del tampone 8,5.

2. Tetrazolio nitroblu .

3. NADH.

4. Fenazina metisolfato .

Preparazione della soluzione:

- Reagente 1, pronto all'uso.

- Reagente 2, ricostituire in 10 ml d. Acqua.

- Reagente 3, ricostituire in 10 ml d. Acqua.

- Reagente 4, ricostituire in 10 ml d. Acqua, diluire 100 volte immediatamente prima dell'uso (0,01 ml + 0,99 ml d. Acqua) scartare dopo l'uso.

La stabilità:

I reagenti sono stabili fino alla data di scadenza specificata se conservati alla temperatura indicata R1 Conservare a 2 -8°C. R2, R3, R4 Conservare a - 20°C o meno.

Procedura:

R4 deve essere diluito 100 volte immediatamente prima dell'uso (0,1 ml + 9,9 ml di acqua di dist.acqua), scartare dopo l'uso. Il campione deve essere diluito per ottenere una percentuale di inibizione compresa tra 30 e 60.

	Controlml	Campioneml
R1	1.0	1.0
R2	0.1	0.1
R3	0.1	0.1
Campione	-----	0.05
D.acqua	0.05	--------
	Mescolare bene. Iniziare la reazione con l'aggiunta di:	

R4	0.01	0.01

Misurare l'aumento dell'assorbanza a 560 nm per 5 minuti per il controllo (controllo A) e per il campione (campione A) a 25°C.

Calcolo:

Percentuale di inibizione = x 10

Dove

Un controllo = la variazione dell'assorbanza a 560 nm su 5 min. dopo l'aggiunta di PMS alla miscela di reazione in assenza di campione.

Un campione = la variazione di assorbanza a 560 nm su 5 min. In seguito all'aggiunta di PMS alla miscela di reazione in presenza del campione.

La SOD purificata ha dimostrato di inibire il tasso iniziale di riduzione mediata da fenazina metisolfato fotoattivata di O2° a O2 che ha poi ridotto il tetrazolio nitroblu. 1,5 U / test dell'enzima purificato ha prodotto l'80% di inibizione.

Attività SOD:

Tessuto U/gm = % di inibizione x3,75x (1/gm di tessuto utilizzato)

VIII. <u>Misurazione del perossido lipidico (malondialdeide):</u>

La MDA renale è stata analizzata con il metodo adottato da ***Ohkawa et al. (1979)*** utilizzando il kit di catalasi della Bio Diagnostics Company.

Principio:

L'acido tiobarbiturico reagisce con la malondialdeide (MDA) in mezzo acido a temperatura di 95°C per 30 minuti per formare il prodotto reattivo dell'acido tiobarbiturico l'assorbanza del prodotto rosa risultante può essere misurata a 534 nm.

Reagenti:

1. Standard10 nmol / mL

2. 2. Cromogeno:

- Acido tiobarbiturico25 mmol / L
- Detergente
- Stabilizzatore

La stabilità:

Stabile fino alla data di scadenza specificata se conservato a +4 a +8 °C.

Procedura:

	Campioneml	Standardml	Blankml
Campione	0.2	---------	-------
Standard	--------	0.2	-------
Cromogeno	1.0	1.0	1.0

Mescolare bene, coprire la provetta con perle di vetro, riscaldare in bagno d'acqua bollente per 30 minuti, raffreddare, quindi aggiungere:

Campione	------	--------	0.2

Mescolare, leggere l'assorbanza del campione (campione A) contro il bianco e lo standard contro l'acqua d. a 534nm. Colore stabile per 6 ore. Linearità fino a 100 nmol/ ml.

Calcolo:

Malondialdeide nei tessuti:

= (ASample /AStandard) X (10/g. tessuto utilizzato) nmol / g.tissue.

IX. Determinazione del fattore di necrosi tumorale alfa (TNFα):

Il TNFα è stato determinato secondo il metodo riportato da ***Dowlati et al. (2010)*** utilizzando i kit ottenuti da My Biosource.

Principio:

Questo kit si basava su una tecnologia di dosaggio di assorbenti immunitari legata ad un enzima a sandwich. L'anticorpo policlonale anti-TNFα è stato pre-rivestito su piastre a 96 pozzetti. E l'anticorpo policlonale antiTNFα coniugato con biotina è stato utilizzato come anticorpi di rilevamento. Gli standard, i campioni di prova e la rilevazione coniugata con la biotina.

Protocollo:

L'anticorpo è stato aggiunto successivamente ai pozzi e lavato con tampone di lavaggio. È stato aggiunto il Complesso Avidina-Biotina-Perossidasi e i coniugati non legati sono stati lavati via con tampone di lavaggio. I substrati TMB sono stati utilizzati per visualizzare la reazione enzimatica HRP. Il TMB è stato catalizzato dall'HRP per produrre un prodotto di colore blu che si è trasformato in giallo dopo l'aggiunta della soluzione di stop acido. La densità del giallo è proporzionale alla quantità di TNFα del campione catturato in piastra. Leggere l'assorbanza O.D. a

450nm in un lettore di micropiastra, e poi la concentrazione di TNFα può essere calcolata.

Componenti del kit:

1. Una piastra a 96 pozzetti pre-rivestita con anticorpo anti-Rat TNFα.

2. Liofilizzato ratto TNFα standard: 2 tubi (10 ng / tubo).

3. Campione / Tampone diluente standard: 30ml.

4. Anticorpo anti-Rat TNFα coniugato con biotina (concentrato): 130μl. Diluizione: 1:100.

5. Tampone diluente anticorpale: 12ml.

6. Complesso Avidina-Biotina-Perossidasi (ABC) (concentrato): 130μl. Diluizione: 1:100.

7. Tampone di diluizione ABC: 12ml.

8. Substrato TMB: 10ml.

9. Ferma la soluzione: 10ml.

10. Tampone di lavaggio (25X): 30ml.

Materiale richiesto:

1. Incubatrice a 37°C.

2. Lettore di micropiastre (lunghezza d'onda: 450nm).

3. Pipette precise e puntali per pipette monouso.

4. Rondella automatica per lastre.

5. Scuotitore ELISA.

6. 1,5 ml di tubi Eppendorf.

7. Copripiastra.

8. Carte da filtro assorbenti.

9. Contenitore di plastica o di vetro con volume superiore a 1L.

Preparazione del campione e dei reagenti:

1. **Campione:**

Isolare i campioni di prova subito dopo averli raccolti, quindi analizzarli immediatamente (entro 2 ore). Oppure, aliquota e conservare a -20 °C per un lungo periodo di tempo. Evitare cicli multipli di congelamento e disgelo.

Tessuto: Centrifugare per rimuovere il precipitato, analizzare immediatamente o aliquote e storeat -20 °C.

Linee guida per la diluizione del campione:

L'utente finale deve prima stimare la concentrazione della proteina target nel campione di prova e selezionare un fattore di diluizione adeguato per far scendere la concentrazione della proteina target diluita nel range di rilevazione ottimale del kit. Diluire il campione con il tampone diluente fornito, e nella pratica possono essere necessarie diverse prove. Il campione di prova deve essere ben miscelato con il tampone di diluizione.

2. **Tampone di lavaggio:**

Diluire il tampone di lavaggio concentrato 25 volte (1:25) con acqua distillata (cioè aggiungere 30ml di tampone di lavaggio concentrato in 720ml di acqua distillata).

3. **Standard:**

Ricostituzione del ratto liofilizzato TNFα standard (Kit Componente 2): la soluzione standard deve essere preparata non più di 2 ore prima dell'esperimento. Due tubi di standard sono inclusi in ogni kit. Utilizzare una provetta per ogni esperimento. (Nota: non diluire lo standard direttamente nella piastra).

a. 10.000 pg/ml di soluzione standard: Aggiungere 1 ml di tampone diluente Campione / Standard (Kit Componente 3) in una provetta Standard (Kit Componente 2), mantenere la provetta a temperatura ambiente per 10 minuti e mescolare accuratamente.

b. 1000 pg/ml di soluzione standard: Aggiungere 0,1 ml della soluzione standard di cui sopra 10 ng/ml in 0,9 ml di tampone diluente per campioni (Kit Componente 3) e mescolare accuratamente.

c. 500 pg/ml → 15,6 pg/ml di soluzioni standard: Etichetta 6 provette Eppendorf con 500 pg/ml, 250 pg/ml, 125 pg/ml, 62,5 pg/ml, 31,2 pg/ml, 15,6 pg/ml rispettivamente. Aliquota 0,3 ml di tampone diluente Campione / Standard (Kit Componente 3) in ogni provetta. Aggiungere 0,3 ml della soluzione standard sopra 1000 pg/ml nella prima provetta e mescolare accuratamente. Trasferire 0,3 ml dalla 1a provetta alla 2a provetta e mescolare accuratamente. Trasferire 0,3 ml dalla 2ª provetta alla 3ª provetta e mescolare accuratamente, e così via.

4. **Preparazione della soluzione di lavoro dell'anticorpo anti-Rat TNFα coniugato con Biotina (Kit Componente 4):**

Preparare non più di 2 ore prima dell'esperimento.

a. Calcolare il volume totale della soluzione di lavoro: 0,1 ml / pozzetto × quantità di pozzetti. (Lasciare 0,1-0,2 ml in più rispetto al volume totale).

5. Diluire l'anticorpo anti-Rat TNFα coniugato con Biotina (Kit Componente 4) con il tampone di diluizione per anticorpi (Kit Componente 5) a 1:100 e mescolare accuratamente, cioè aggiungere 1 μl di anticorpo anti-Rat TNFα coniugato con Biotina in 99 μl di tampone di diluizione per anticorpi.

6. Preparazione della soluzione di lavoro del Complesso Avidina-Biotina-Perossidasi (ABC) (Kit Componente 6):

Preparare non più di 1 ora prima dell'esperimento.

a. Calcolare il volume totale della soluzione di lavoro: 0,1 ml / pozzetto × quantità di pozzetti. (Lasciare 0,1-0,2 ml in più rispetto al volume totale).

b. Diluire il Complesso Avidina-Biotina-Perossidasi (ABC) (Kit Componente 6) con il tampone di diluizione ABC (Kit Componente 7) a 1:100 e mescolare accuratamente, cioè aggiungere 1 μl di Complesso Avidina-Biotina-Perossidasi (ABC) in 99 μl di tampone di diluizione ABC.

Procedura di saggio:

Prima di aggiungere ai pozzetti, equilibrare la soluzione di lavoro ABC e il substrato TMB (Kit Component 8) per almeno 30 minuti a temperatura ambiente (37 °C). Si raccomanda di tracciare una curva standard per ogni prova.

1. Impostare i pozzetti standard, il campione di prova e i pozzetti di controllo (zero) sulla piastra pre-rivestita rispettivamente, e poi, registrare le loro posizioni. Si raccomanda di misurare ogni standard e campione in duplicato.

2. Aliquota 0,1 ml di 1000 pg/ml, 500 pg/ml, 250 pg/ml, 125 pg/ml, 62,5 pg/ml, 31,2 pg/ml, 15,6 pg/ml di soluzioni standard nei pozzetti standard.

3. Aggiungere 0,1 ml di Campione / tampone diluente standard (Kit Componente 3) nel pozzetto di controllo (zero).

4. Aggiungere 0,1 ml di campione opportunamente diluito nei pozzetti del campione in esame.

5. Sigillare la piastra con un coperchio e incubare a 37 °C per 90 min.

6. Togliere il coperchio e scartare il contenuto della piastra, battere la piastra sulla carta da filtro assorbente o altro materiale assorbente.

7. Aggiungere 0,1 ml di soluzione di lavoro anticorpale anti-Rat TNFα coniugata con Biotina nei pozzetti di cui sopra (standard, campione di prova e pozzetti zero). Aggiungere la soluzione sul fondo di ogni pozzetto senza toccare la parete laterale.

8. Sigillare la piastra con un coperchio e incubare a 37 °C per 60 min.

9. Rimuovere il coperchio e lavare la piastra 3 volte con il tampone di lavaggio (Kit Component 10) utilizzando uno dei seguenti metodi:

   ▪ **Lavaggio manuale:** scartare la soluzione nella piastra senza toccare le pareti laterali. Battere la piastra su carta da filtro assorbente o altro materiale assorbente. Riempire ogni pozzetto completamente con tampone di lavaggio (Kit Component 10) e vortexare leggermente sullo shaker ELISA per 2 minuti, quindi aspirare il contenuto dalla piastra, e battere la piastra su carta da filtro assorbente o altro materiale assorbente. Ripetere questa procedura altre due volte per un totale di tre lavaggi.

- **Lavaggio automatico:** Aspirare tutti i pozzetti, quindi lavare la piastra tre volte con il tampone di lavaggio (Kit Component 10) (riempire eccessivamente i pozzetti con il tampone). Dopo il lavaggio finale, invertire la piastra e battere la piastra su carta da filtro assorbente o altro materiale assorbente. Si raccomanda di impostare la rondella per un tempo di ammollo di 1 minuto o di scuotimento.

10. Aggiungere 0,1 ml di soluzione di lavoro ABC in ogni pozzetto, coprire la piastra e incubare a 37 °C per 30 min.

11. Rimuovere il coperchio e la piastra di lavaggio 5 volte con il tampone di lavaggio (Kit Component 10), e ogni volta lasciare che il tampone di lavaggio rimanga nei pozzetti per 1-2 min. (Vedi punto 9 per il metodo di lavaggio della piastra).

12. Aggiungere 0,1 ml di substrato TMB (Kit Component 8) in ogni pozzetto, coprire la piastra e incubare a 37 °C al buio entro 30 min. Le sfumature del blu si possono vedere nei primi 3-4 pozzetti (con la maggior parte delle soluzioni concentrate di Ratto TNFα standard), gli altri pozzetti non mostrano alcun colore evidente.

13. Aggiungere 0,1 ml di soluzione di Stop (Kit Component 9) in ogni pozzetto e mescolare accuratamente. Il colore cambia immediatamente in giallo.

14. Leggere l'assorbanza O.D. a 450 nm in un lettore di micropiastre entro 30 minuti dall'aggiunta della soluzione di stop.

Per il calcolo:

(Il relativo D.O.450) = (il D.O.450 di ogni pozzo) - (il D.O.450 del pozzo Zero). La curva standard può essere tracciata come il D.O.450

relativo di ogni soluzione standard (Y) rispetto alla rispettiva concentrazione della soluzione standard (X). La concentrazione di TNFα di ratto dei campioni può essere interpolata dalla curva standard. Se i campioni misurati sono stati diluiti, moltiplicare il fattore di diluizione per le concentrazioni da interpolazione per ottenere la concentrazione prima della diluizione.

Dati tipici e curva standard:

Di seguito sono riportati i risultati di una tipica esecuzione standard di un kit ELISA TNFα TNFα per ratti. Questa curva standard è stata generata solo a scopo dimostrativo.

X	Pg/ml	0	15.6	31.2	62.5	125	250	500	1000
Y	OD450	0.038	0.086	0.126	0.235	0.395	0.726	1.336	2.432

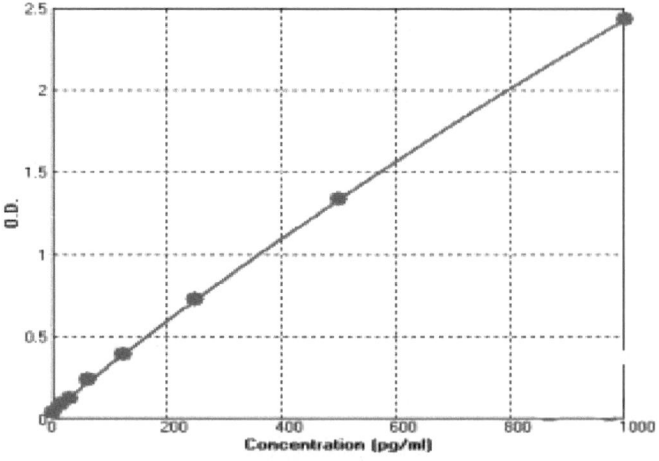

Figura (4): Curva standard di TNFα

X. <u>Misurazione della proteina totale nelle urine:</u>

La proteina totale nelle urine è stata determinata secondo il metodo riportato da *Iwata & Nishikaze (1979) e Bakker & Mücke (2007) utilizzando i kit* ottenuti da Roche Diagnostic Company.

Principio:

Metodo turbidimetrico:

Il campione è preincubato in una soluzione alcalina contenente EDTA, che denatura la proteina ed elimina l'interferenza degli ioni di magnesio.

Viene poi aggiunto del cloruro di benzetonio, producendo una torbidità che viene letta a 512 nm.

Reagenti - soluzioni di lavoro:

R1: Idrossido di sodio: 677 mmol/L; EDTA -Na: 74 mmol/L.

SR: Cloruro di benzetonio: 32 mmol/L.

R1 è in posizione B e SR è in posizione C.

Materiale richiesto ma non fornito:

NaCl Diluente 9 %, Cat. No. 20756350 322, systemID -07 5635 0 per la post-diluizione automatica e le diluizioni -seriali standard. Il NaCl Diluente 9 % è posto nella sua posizione rack predefinita ed è stabile per 4 settimane a bordo -degli analizzatori COBAS INTEGRA 400 più test/800.

Saggio:

Cobas integra 400 più definizione del test

Modalità di misura	Assorbanza
Modalità di calcolo degli assorbimenti	Endpoint
Modalità di reazione	R1-S-SR

Direzione di reazione	Aumentare
Lunghezza d'onda A	512 nm
Calc. primo/ultimo	33/40
Unità	mg/L

Parametri di pipettaggio		Diluente (H2O)
R1	100 µL	
Campione	10 µL	15 µL
RS	40 µL	
Volume totale	165 µL	

Calcolo: Gli analizzatori Cobas integra calcolano automaticamente la concentrazione dell'analita di ogni campione.

Fattore di conversione: mg/L × 0,1 = mg/dL.

Per calcolare l'-escrezione di proteine urinarie nelle 24 ore: mg/L × volume totale (litri per 24 ore) = mg/giorno.

XI. Esame istopatologico del rene:

I tessuti sono stati fissati in formalina al 10% e poi disidratati, incorporati in paraffina, sezionati a 3-5 µm di spessore con l'aiuto di microtomo, deparaffinati e reidratati. Ematossilina e coloranti Eosina (H & E) sono stati utilizzati per colorare i tessuti. I vetrini sono stati poi osservati al microscopio ottico *(Palipoch e Punsawad, 2013).*

Analisi statistica dei risultati:

I dati sono stati codificati e inseriti utilizzando il pacchetto statistico per le scienze sociali versione16 (SPSS, 16) per le finestre.

A- Statistiche descrittive: I dati quantitativi sono stati espressi utilizzando l'errore medio e standard (S.E.).

B- Statistiche analitiche:

1- Il confronto tra i gruppi è stato fatto utilizzando l'analisi unidirezionale della varianza (ANOVA unidirezionale) per il confronto dei dati quantitativi di più di 2 gruppi.

2- Il livello di significatività è stato assunto con un valore p >0,05.

RISULTATI

I risultati del presente studio sono stati analizzati statisticamente da ANOVA a senso unico. Ha mostrato gli effetti del diabete indotto da STZ-NIC, Punica granatum e/o sitagliptin dopo 6 settimane sui seguenti parametri:

- Peso corporeo.
- HbA1c e siero a digiuno di glucosio nel sangue.
- Siero urea, BUN e creatina.
- TNFα nel tessuto renale
- MDA, GSH, CAT e SOD nel tessuto renale.
- Proteine totali in 24 ore di urina.
- Esame istopatologico del tessuto renale.

I- Variazioni del peso corporeo in diversi gruppi di animali studiati (Tabella 1 e Figura 5):

I risultati del presente studio hanno dimostrato che il gruppo diabetico (G III) ha mostrato una significativa diminuzione del peso corporeo rispetto ai gruppi di controllo (G I) o ai gruppi tampone di controllo (G II).

D'altra parte, il gruppo trattato con Punica granatum (G IV) ha mostrato una variazione insignificante del peso corporeo rispetto a G III. Il peso corporeo in G IV era ancora significativamente inferiore a quello di G I e G II.

Il gruppo trattato con sitagliptina (G V) ha mostrato una variazione insignificante del peso corporeo rispetto al G III. Il peso corporeo in G V era ancora significativamente inferiore a quello di G I e G II.

Inoltre, il gruppo trattato con Punica granatum e sitagliptina (G VI) ha mostrato un significativo aumento del peso corporeo rispetto al G III. Mentre il peso corporeo in G VI ha mostrato un cambiamento insignificante rispetto a G I e G II.

Tabella (1): Variazioni del peso corporeo in diversi gruppi di animali studiati.

Parametri / Gruppi	G I Gruppo di controllo		G II Gruppo di controllo +Buffer		G III Gruppo diabetico			G IV Gruppo Diabetico + Punica				G V Gruppo diabetico + sitagliptin				G VI Diabetico +punica & gruppo sitagliptin			
	Significato ±SEM		Significato ±SEM	Valore P Vs G I	Significato ±SEM	Valore P Vs G I	Valore P Vs G II	Significato ±SEM	Valore P Vs G I	Valore P Vs G II	Valore P Vs G III	Significato ±SEM	Valore P Vs G I	Valore P Vs G II	Valore P Vs G III	Significato ±SEM	Valore P Vs G I	Valore P Vs G II	Valore P Vs G III
Peso corporeo (gm)	300		271	0.25	172	0.00* a	0.00* b	193	0.00* a	0.00* b	0.40	217	0.00* a	0.03* b	0.07	277	0.33	0.84	0.00* c
	±5.16		±7.81		±21.97			±28.68				±18.73				±5.28			

I valori sono rappresentati come media ± SEM e valutati statisticamente utilizzando una via ANOVA seguita da Bonferroni·s post hoc test.

a= statisticamente significativo rispetto al corrispondente valore in G I (Gruppo di controllo) (p>0,05).

b= statisticamente significativo rispetto al corrispondente valore in G II (gruppo Controllo + Buffer) (p>0,05).

c= statisticamente significativo rispetto al corrispondente valore in G III (gruppo diabetico) (p>0,05).

N=10 animali.

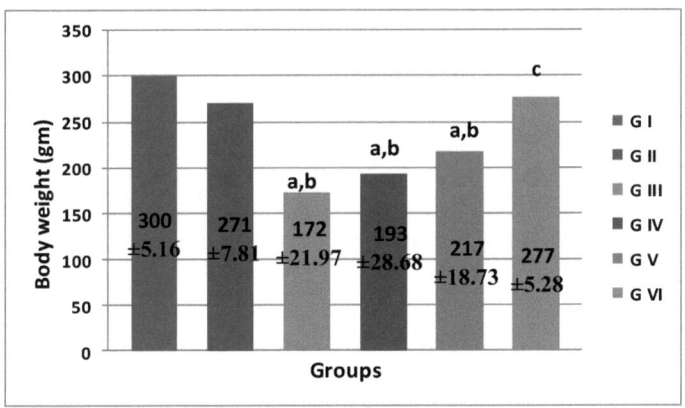

Figura (5): Variazioni del peso corporeo in diversi gruppi di animali studiati.

I valori sono rappresentati come media ± SEM

a= statisticamente significativo rispetto al corrispondente valore in G I (Gruppo di controllo) (p>0,05).

b= statisticamente significativo rispetto al corrispondente valore in G II (gruppo Controllo + Buffer) (p>0,05).

c= statisticamente significativo rispetto al corrispondente valore in G III (gruppo diabetico) (p>0,05).

N=10 animali.

Il- Variazioni di HbA1c e di glicemia a digiuno di siero (SFBG) in diversi gruppi di animali studiati.

- **HbA1c (Tabella 2 e Figura 6):**

I risultati del presente studio hanno dimostrato che il gruppo diabetico (G III) ha mostrato un aumento significativo di HbA1c rispetto ai gruppi di controllo (G I) o ai gruppi tampone di controllo (G II).

D'altra parte, il gruppo trattato con Punica granatum (G IV) ha mostrato una significativa diminuzione di HbA1c rispetto a G III. Tuttavia, l'HbA1c nel gruppo G IV ha mostrato un cambiamento insignificante rispetto al G II. L'HbA1c in G IV era ancora significativamente più alto di quello di G I.

Il gruppo trattato con sitagliptina (G V) ha mostrato una significativa diminuzione di HbA1c rispetto a G III. Tuttavia, l'HbA1c in G V ha mostrato un cambiamento insignificante rispetto a GI e G II.

Inoltre, il gruppo trattato con Punica granatum e sitagliptina (G VI) ha mostrato una significativa diminuzione di HbA1c rispetto a G III. Mentre l'HbA1c in G VI ha mostrato un cambiamento insignificante rispetto a G I e G II.

- **SFBG (Tabella 2 e Figura 7):**

I risultati del presente studio hanno dimostrato che il gruppo diabetico (G III) ha mostrato un aumento significativo di SFBG rispetto ai gruppi di controllo (G I) o ai gruppi tampone di controllo (G II).

D'altra parte, il gruppo trattato con Punica granatum (G IV) ha mostrato una significativa diminuzione della SFBG rispetto al G III. La

SFBG in G IV era ancora significativamente superiore a quella di G I e G II.

Il gruppo trattato con sitagliptina (G V) ha mostrato una significativa diminuzione della SFBG rispetto al G III. La SFBG in G V era ancora significativamente superiore a quella di GI e GII.

Inoltre, il gruppo trattato con Punica granatum e sitagliptina (G VI) ha mostrato una significativa diminuzione della SFBG rispetto a G III. Mentre la SFBG c in G VI ha mostrato un cambiamento insignificante rispetto a G I e G II.

Tabella (2): Variazioni di HbA1c e glicemia a digiuno di siero (SFBG) in diversi gruppi di animali studiati.

Parametri	G I Gruppo di controllo Significato ±SEM	G II Gruppo di controllo +Buffer Significato ±SEM	G II Valore P Vs G I	G III Gruppo diabetico Significato ±SEM	G III Valore P Vs G I	G III Valore P Vs G II	G IV Gruppo Diabetico +Punica Significato ±SEM	G IV Valore P Vs G I	G IV Valore P Vs G II	G IV Valore P Vs G III	G V Gruppo diabetico +sitagliptin Significato ±SEM	G V Valore P Vs G I	G V Valore P Vs G II	G V Valore P Vs G III	G VI Diabetico +punica & gruppo sitagliptin Significato ±SEM	G VI Valore P Vs G I	G VI Valore P Vs G II	G VI Valore P Vs G III
HbA1c	5.03 ±0.05	5.13 ±0.09	0.46	6.18 ±0.08	0.00* a	0.00* b	5.36 ±0.11	0.01* a	0.09	0.00* c	5.26 ±0.11	0.09	0.34	0.00* c	5.16 ±0.06	0.34	0.85	0.00* c
Siero a digiuno di glucosio nel sangue (SFBG) (mg/dl)	102.50 ±4.92	101.00 ±2.22	0.90	507.43 ±7.29	0.00* a	0.00* b	156.57 ±11.27	0.00* a	0.00* b	0.00* c	158.86 ±11.84	0.00* a	0.00* b	0.00* c	121.43 ±7.46	0.13	0.10	0.00* c

I valori sono rappresentati come media ± SEM e valutati statisticamente utilizzando l'ANOVA a senso unico seguito dal test post hoc di Bonferroni.

a= statisticamente significativo rispetto al corrispondente valore in G I (Gruppo di controllo) (p>0,05).

b= statisticamente significativo rispetto al corrispondente valore in G II (gruppo Controllo + Buffer) (p>0,05).

c= statisticamente significativo rispetto al corrispondente valore in G III (gruppo diabetico) (p>0,05).

N=10 animali.

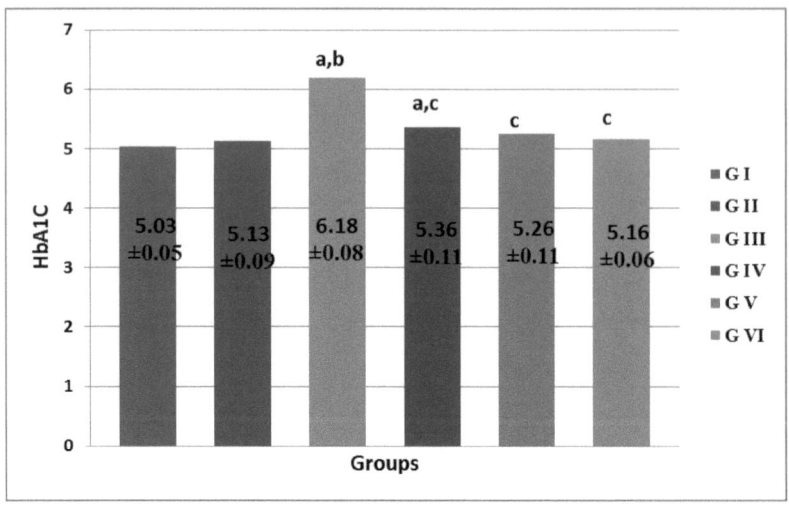

Figura (6): Cambiamenti di HbA1c in diversi gruppi di animali studiati.

I valori sono rappresentati come media ± SEM

a= statisticamente significativo rispetto al corrispondente valore in G I (Gruppo di controllo) (p>0,05).

b= statisticamente significativo rispetto al corrispondente valore in G II (gruppo Controllo + Buffer) (p>0,05).

c= statisticamente significativo rispetto al corrispondente valore in G III (gruppo diabetico) (p>0,05).

N=10 animali.

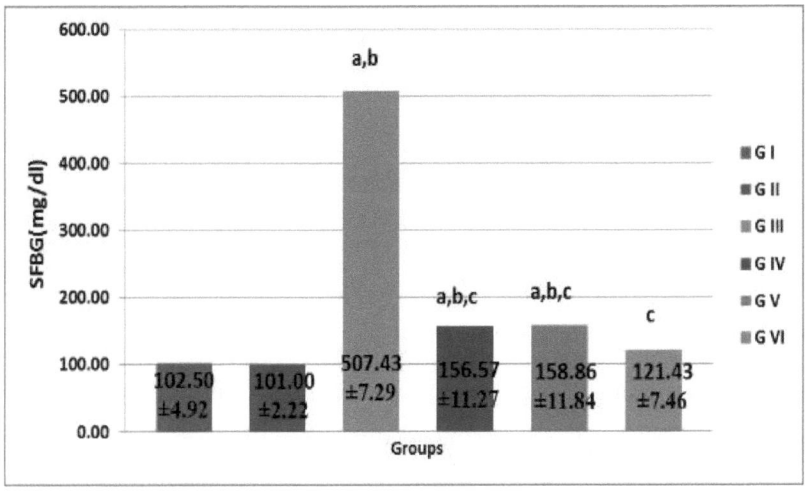

Figura (7): Variazioni della glicemia a digiuno nel siero (SFBG) in diversi gruppi di animali studiati.

I valori sono rappresentati come media ± SEM

a= statisticamente significativo rispetto al corrispondente valore in G I (Gruppo di controllo) (p>0,05).

b= statisticamente significativo rispetto al corrispondente valore in G II (gruppo Controllo + Buffer) (p>0,05).

c= statisticamente significativo rispetto al corrispondente valore in G III (gruppo diabetico) (p>0,05).

N=10 animali.

III- Cambiamenti nei livelli di urea nel siero, azoto ureico nel sangue (BUN) e creatinina in diversi gruppi di animali studiati.

- **Urea sierica (Tabella 3 e Figura 8):**

I risultati del presente studio hanno dimostrato che il gruppo diabetico (G III) ha mostrato un significativo aumento dell'urea sierica rispetto ai gruppi di controllo (G I) o ai gruppi tampone di controllo (G II).

D'altra parte, il gruppo trattato con Punica granatum (G IV) ha mostrato una significativa diminuzione dell'urea sierica rispetto al G III. L'urea sierica in G IV era ancora significativamente superiore a quella di G I e G II.

Il gruppo trattato con sitagliptina (G V) ha mostrato una significativa diminuzione dell'urea sierica rispetto al G III. L'urea sierica in G V era ancora significativamente superiore a quella di G I e G II.

Inoltre, il gruppo trattato con Punica granatum e sitagliptina (G VI) ha mostrato una significativa diminuzione dell'urea sierica rispetto al G III. L'urea sierica in G VI era ancora significativamente superiore a quella di G I e G II.

- **Siero BUN (Tabella 3 e Figura 9):**

I risultati del presente studio hanno dimostrato che il gruppo diabetico (G III) ha mostrato un significativo aumento del BUN del siero rispetto ai gruppi di controllo (G I) o ai gruppi tampone di controllo (G II).

D'altra parte, il gruppo trattato con Punica granatum (G IV) ha mostrato una significativa diminuzione del BUN sierico rispetto al G III. Il

BUN del siero in G IV era ancora significativamente più alto di quello di G I e G II.

Il gruppo trattato con sitagliptina (G V) ha mostrato una significativa diminuzione del siero BUN rispetto al G III. Il BUN del siero in G V era ancora significativamente più alto di quello di G I e G II.

Inoltre, il gruppo trattato con Punica granatum e sitagliptina (G VI) ha mostrato una significativa diminuzione del siero BUN rispetto a G III. Mentre il BUN del siero in G VI ha mostrato un cambiamento insignificante rispetto a G I e G II.

- **Creatinina sierica (Tabella 3 e Figura 10):**

I risultati del presente studio hanno dimostrato che, il gruppo diabetico (G III) ha mostrato un significativo aumento della creatinina sierica rispetto ai gruppi di controllo (G I) o ai gruppi tampone di controllo (G II).

D'altra parte, il gruppo trattato con Punica granatum (G IV) ha mostrato una significativa diminuzione della creatinina sierica rispetto al G III. Mentre la creatinina sierica nel gruppo G IV ha mostrato un cambiamento insignificante rispetto a G I e G II.

Il gruppo trattato con sitagliptina (G V) ha mostrato una significativa diminuzione della creatinina sierica rispetto al G III. La creatinina sierica in G V era ancora significativamente superiore a quella di G I e G II.

Inoltre, il gruppo trattato con Punica granatum e sitagliptina (G VI) ha mostrato una significativa diminuzione della creatinina sierica rispetto al G III. Mentre la creatinina sierica nel gruppo G VI ha mostrato un cambiamento insignificante rispetto a G I e G II.

Tabella (3): Variazioni dei livelli di urea nel siero, azoto ureico nel sangue (BUN) e creatinina in diversi gruppi di animali studiati.

Parametri	GI Gruppo di controllo	GII Gruppo di controllo +Buffer		GIII Gruppo diabetico			GIV Gruppo Diabetico +Punica				GV Gruppo diabetico +sitagliptin				GVI Diabetico +punica & gruppo sitagliptin			
	Significato ±SEM	Significato ±SEM	Valore P Vs GI	Significato ±SEM	Valore P Vs GI	Valore P Vs GII	Significato ±SEM	Valore P Vs GI	Valore P Vs GII	Valore P Vs GIII	Significato ±SEM	Valore P Vs GI	Valore P Vs GII	Valore P Vs GIII	Significato ±SEM	Valore P Vs GI	Valore P Vs GII	Valore P Vs GIII
Urea (mg/dl)	26.66 ±4.96	29.29 ±0.59	0.54	80.08 ±3.68	0.00* a	0.00* b	43.60 ±1.59	0.00* a	0.00* b	0.00* c	52.17 ±2.68	0.00* a	0.00* b	0.00* c	39.43 ±1.86	0.00* a	0.02* b	0.00* c
azoto ureico del sangue (BUN) (mg/dl)	14.77 ±1.11	15.28 ±0.74	0.73	37.71 ±1.16	0.00* a	0.00* b	20.63 ±0.62	0.00* a	0.00* b	0.00* c	22.87 ±0.70	0.00* a	0.00* b	0.00* c	17.11 ±1.42	0.11	0.22	0.00* c
Creatinina (mg/dl)	0.70 ±0.03	0.70 ±0.06	1.00	1.83 ±0.02	0.00* a	0.00* b	0.92 ±0.09	0.07	0.07	0.00* c	1.13 ±0.14	0.00* a	0.00* b	0.00* c	0.91 ±0.07	0.09	0.09	0.00* c

I valori sono rappresentati come media ± SEM e valutati statisticamente utilizzando una via ANOVA seguita da Bonferroni·s post hoc test.

a= statisticamente significativo rispetto al corrispondente valore in G I (Gruppo di controllo) (p> 0,05).

b= statisticamente significativo rispetto al corrispondente valore in G II (gruppo Controllo + Buffer) (p> 0,05).

c= statisticamente significativo rispetto al corrispondente valore in G III (gruppo diabetico) (p> 0,05).

N=10 animali.

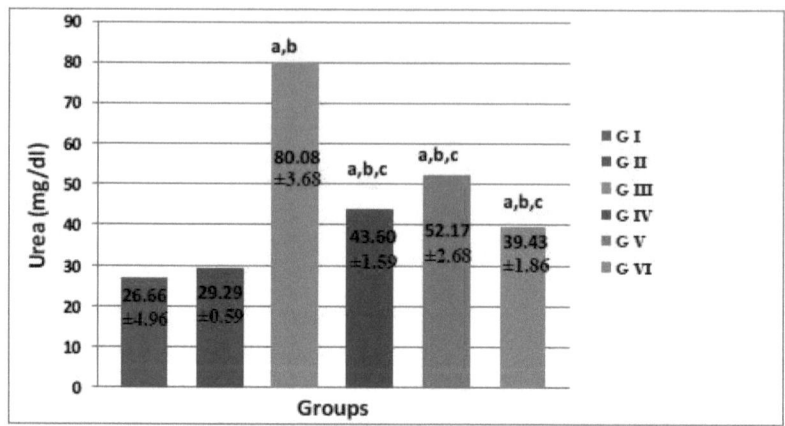

Figura (8): Cambiamenti dell'urea sierica in diversi gruppi di animali studiati.

I valori sono rappresentati come media ± SEM

a= statisticamente significativo rispetto al corrispondente valore in G I (Gruppo di controllo) (p>0,05).

b= statisticamente significativo rispetto al corrispondente valore in G II (gruppo Controllo + Buffer) (p>0,05).

c= statisticamente significativo rispetto al corrispondente valore in G III (gruppo diabetico) (p>0,05).

N=10 animali.

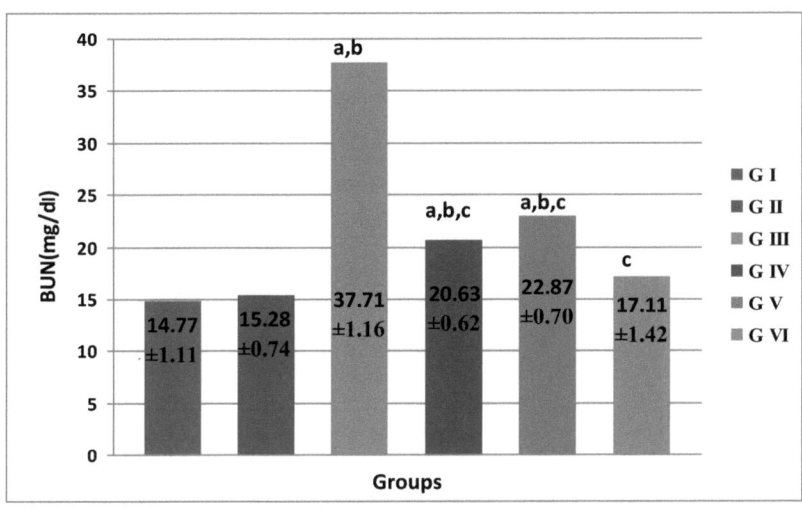

Figura (9): Variazioni di azoto ureico nel sangue del siero (BUN) in diversi gruppi di animali studiati.

I valori sono rappresentati come media ± SEM

a= statisticamente significativo rispetto al corrispondente valore in G I (Gruppo di controllo) (p>0,05).

b= statisticamente significativo rispetto al corrispondente valore in G II (gruppo Controllo + Buffer) (p>0,05).

c= statisticamente significativo rispetto al corrispondente valore in G III (gruppo diabetico) (p>0,05).

N=10 animali.

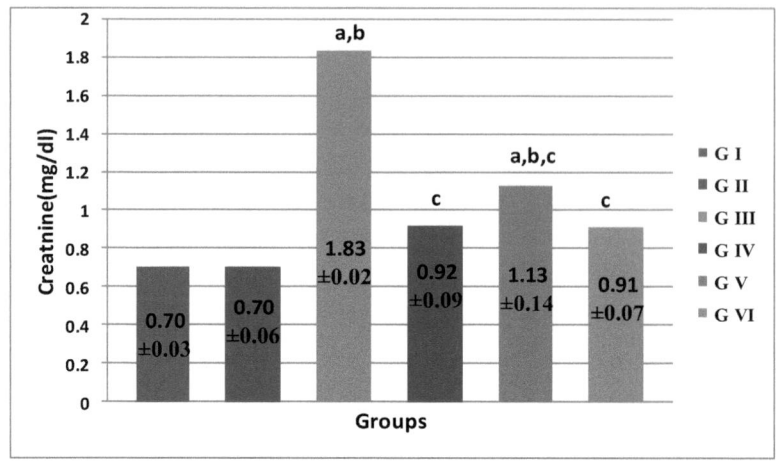

Figura (10): Cambiamenti nella creatinina sierica in diversi gruppi di animali studiati.

I valori sono rappresentati come media ± SEM

a= statisticamente significativo rispetto al corrispondente valore in G I (Gruppo di controllo) (p>0,05).

b= statisticamente significativo rispetto al corrispondente valore in G II (gruppo Controllo + Buffer) (p>0,05).

c= statisticamente significativo rispetto al corrispondente valore in G III (gruppo diabetico) (p>0,05).

N=10 animali.

IV- Variazioni del fattore alfa di necrosi tumorale renale (TNFα) in diversi gruppi di animali studiati (Tabella 4 e Figura 11):

I risultati del presente studio hanno dimostrato che, il gruppo diabetico (G III) ha mostrato un significativo aumento del TNFα rispetto ai gruppi di controllo (G I) o ai gruppi tampone di controllo (G II).

D'altra parte, il gruppo trattato con Punica granatum (G IV) ha mostrato una significativa diminuzione del TNFα rispetto a G III. Il TNFα in G IV era ancora significativamente più alto di quello di G I e G II.

Il gruppo trattato con sitagliptina (G V) ha mostrato una significativa diminuzione del TNFα rispetto al G III. Il TNFα in G V era ancora significativamente più alto di quello di G I e GII.

Inoltre, il gruppo trattato con Punica granatum e sitagliptina (G VI) ha mostrato una significativa diminuzione del TNFα rispetto al G III. Il TNFα in G VI era ancora significativamente più alto di quello di G I e GII.

Tabella (4): Cambiamenti nel fattore di necrosi tumorale renale alfa (TNFα) in diversi gruppi di animali studiati.

Gruppi / Parametri	G I Gruppo di controllo		G II Gruppo di controllo +Buffer			G III Gruppo diabetico				G IV Gruppo Diabetico +Punica					G V Gruppo diabetico +sitagliptin					G VI Diabetico +punica & gruppo sitagliptin				
	Significato ±SEM		Significato ±SEM	Valore P Vs G I		Significato ±SEM	Valore P Vs G I	Valore P Vs G II		Significato ±SEM	Valore P Vs G I	Valore P Vs G II	Valore P Vs G III		Significato ±SEM	Valore P Vs G I	Valore P Vs G II	Valore P Vs G III		Significato ±SEM	Valore P Vs G I	Valore P Vs G II	Valore P Vs G III	
Fattore di necrosi tumorale alfa (TNFα) (pg/g.tessuto)	23.42 ±1.79		19.77 ±0.41	0.45		95.26 ±5.32	0.00* a	0.00* b		56.00 ±3.94	0.00* a	0.00* b	0.00* c		55.33 ±1.88	0.00* a	0.00* b	0.00* c		52.91 ±2.28	0.00* a	0.00* b	0.00* c	

I valori sono rappresentati come media ± SEM e valutati statisticamente utilizzando una via ANOVA seguita da Bonferroni's post hoc test.

a= statisticamente significativo rispetto al corrispondente valore in G I (Gruppo di controllo) (p> 0,05).

b= statisticamente significativo rispetto al corrispondente valore in G II (gruppo Controllo + Buffer) (p> 0,05).

c= statisticamente significativo rispetto al corrispondente valore in G III (gruppo diabetico) (p> 0,05).

N=10 animali.

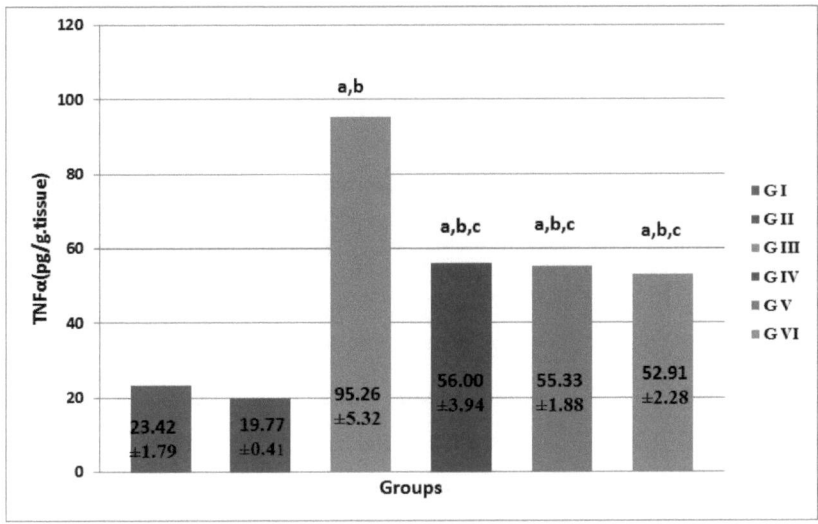

Figura (11): Cambiamenti nel fattore di necrosi tumorale renale alfa (TNFα) in diversi gruppi di animali studiati.

I valori sono rappresentati come media ± SEM

a= statisticamente significativo rispetto al corrispondente valore in G I (Gruppo di controllo) (p>0,05).

b= statisticamente significativo rispetto al corrispondente valore in G II (gruppo Controllo + Buffer) (p>0,05).

c= statisticamente significativo rispetto al corrispondente valore in G III (gruppo diabetico) (p>0,05).

N=10 animali.

V- Cambiamenti nei marcatori di stress ossidativo renale (MDA, GSH, CAT e SOD) in diversi gruppi di animali studiati:

- **MDA nel tessuto renale (Tabella 5 e Figura 12):**

I risultati del presente studio hanno dimostrato che il gruppo diabetico (G III) ha mostrato un significativo aumento della MDA rispetto ai gruppi di controllo (G I) o ai gruppi tampone di controllo (G II).

D'altra parte, il gruppo trattato con Punica granatum (G IV) ha mostrato una significativa diminuzione del MDA rispetto al G III. La MDA in G IV era ancora significativamente più alta di quella di G I e G II.

Il gruppo trattato con sitagliptina (G V) ha mostrato una significativa diminuzione della MDA rispetto al G III. La MDA in G V era ancora significativamente più alta di quella di G I e GII.

Inoltre, il gruppo trattato con Punica granatum e sitagliptina (G VI) ha mostrato una significativa diminuzione della MDA rispetto a G III. La MDA in G VI era ancora significativamente più alta di quella di G I e GII.

- **GSH nel tessuto renale (Tabella 5 e Figura 13):**

I risultati del presente studio hanno dimostrato che il gruppo diabetico (G III) ha mostrato una significativa diminuzione del GSH rispetto ai gruppi di controllo (G I) o ai gruppi tampone di controllo (G II).

D'altra parte, il gruppo trattato con Punica granatum (G IV) ha mostrato un significativo aumento del GSH rispetto al G III. Il GSH in G IV era ancora significativamente inferiore a quello di G I e GII.

Il gruppo trattato con sitagliptina (G V) ha mostrato un significativo aumento del GSH rispetto al G III. GSH in G V era ancora significativamente inferiore a quello di G I e GII.

Inoltre, il gruppo trattato con Punica granatum e sitagliptina (G VI) ha mostrato un significativo aumento del GSH rispetto al G III. Il GSH in G VI era ancora significativamente inferiore a quello del GI, mentre il GSH in G VI mostrava un cambiamento insignificante rispetto al G II.

- **CAT nel tessuto renale (Tabella 5 e Figura 14):**

I risultati del presente studio hanno dimostrato che il gruppo diabetico (G III) ha mostrato un cambiamento insignificante nella CAT rispetto ai gruppi di controllo (G I) o ai gruppi tampone di controllo (G II).

Il gruppo trattato con Punica granatum (G IV) ha mostrato un cambiamento insignificante nella CAT rispetto a G I, GII e GIII.

Il gruppo trattato con sitagliptina (G V) ha mostrato un cambiamento insignificante nella CAT rispetto a G I, GII e GIII.

D'altra parte, il gruppo trattato con Punica granatum e sitagliptina (G VI) ha mostrato un significativo aumento del CAT rispetto al G III. Mentre la CAT in G VI ha mostrato un cambiamento insignificante rispetto a G I e G II.

- **SOD nel tessuto renale (Tabella 5 e Figura 15):**

I risultati del presente studio hanno dimostrato che il gruppo diabetico (G III) ha mostrato una significativa diminuzione della SOD rispetto ai gruppi di controllo (G I) o ai gruppi tampone di controllo (G II).

D'altra parte, il gruppo trattato con Punica granatum (G IV) ha mostrato un significativo aumento della SOD rispetto a G III. La SOD in G IV era ancora significativamente inferiore a quella di G I e GII.

Il gruppo trattato con sitagliptina (G V) ha mostrato un significativo aumento della SOD rispetto al G III. La SOD in G V era ancora significativamente inferiore a quella di G I e GII.

Inoltre, il gruppo trattato con Punica granatum e sitagliptina (G VI) ha mostrato un significativo aumento di SOD rispetto a G III. La SOD in G VI era ancora significativamente inferiore a quella di GI e G II.

Tabella (5): Cambiamenti nei marcatori di stress ossidativo renale (MDA, GSH, CAT e SOD) in diversi gruppi di animali studiati:

Parametri	G I Gruppo di controllo Significato ±SEM	G II Gruppo di controllo +Buffer Significato ±SEM	G II Valor e P Vs G I	G III Gruppo diabetico Significato ±SEM	G III Valor e P Vs G I	G III Valor e P Vs G II	G IV Gruppo Diabetico +Punica Significato ±SEM	G IV Valor e P Vs G I	G IV Valor e P Vs G II	G IV Valor e P Vs G III	G V Gruppo diabetico +sitagliptin Significato ±SEM	G V Valor e P Vs G I	G V Valor e P Vs G II	G V Valor e P Vs G III	G VI Diabetico +punica & gruppo sitagliptin Significato ±SEM	G VI Valor e P Vs G I	G VI Valor e P Vs G II	G VI Valor e P Vs G III
MDA (nmol / g.tissue)	11.68 ±0.69	11.22 ±0.25	0.86	54.88 ±3.24	0.00* a	0.00* b	23.90 ±1.52	0.00* a	0.00* b	0.00* c	27.40 ±1.06	0.00* a	0.00* b	0.00* C	21.33 ±1.34	0.00* a	0.00* b	0.00* c
GSH (mmol / g. tessuto)	66.45 ±4.56	59.65 ±1.46	0.14	23.53 ±3.02	0.00* a	0.00* b	45.56 ±3.20	0.00* a	0.00* b	0.00* c	47.87 ±1.78	0.00* a	0.01* b	0.00* c	57.01 ±3.28	0.03* a	0.55 b	0.00* c
CAT (U / g. tessuto)	121.55 ±2.05	118.32 ±0.64	0.97	74.49 ±4.87	0.60 a	0.62 b	104.07 ±2.80	0.84 a	0.87 b	0.73 c	105.20 ±2.97	0.85 a	0.88 b	0.72 c	252.44 ±1.43	0.15 a	0.14 b	0.04* c
SOD (U/g.tessuto)	5.87 ±0.17	5.53 ±0.21	0.30	1.45 ±0.19	0.00* a	0.00* b	4.05 ±0.10	0.00* a	0.00* b	0.00* c	4.09 ±0.21	0.00* a	0.00* b	0.00* c	4.83 ±0.31	0.00* a	0.02* b	0.00* c

I valori sono rappresentati come media ± SEM e valutati statisticamente utilizzando una via ANOVA seguita da Bonferroni's post hoc test.

a= statisticamente significativo rispetto al corrispondente valore in G I (Gruppo di controllo) (p> 0,05).

b= statisticamente significativo rispetto al corrispondente valore in G II (gruppo Controllo + Buffer) (p> 0,05).

c= statisticamente significativo rispetto al corrispondente valore in G III (gruppo diabetico) (p> 0,05).

N=10 animali.

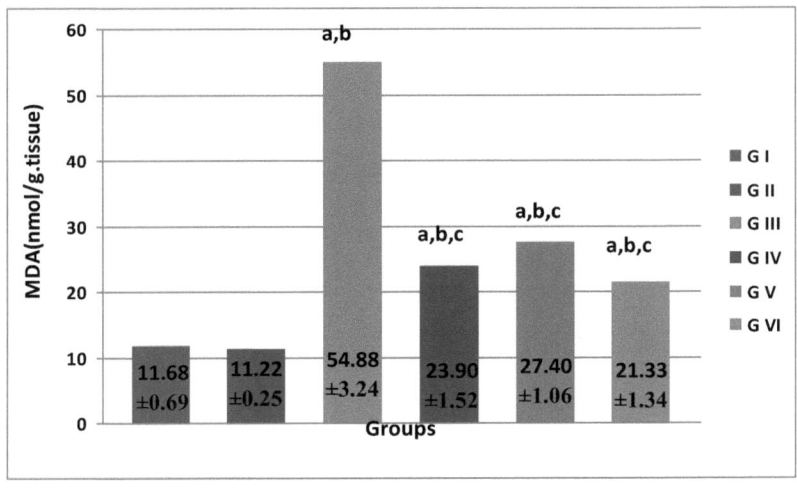

Figura (12): Cambiamenti nella malondialdeide renale (MDA) in diversi gruppi di animali studiati.

I valori sono rappresentati come media ± SEM

a= statisticamente significativo rispetto al corrispondente valore in G I (Gruppo di controllo) (p>0,05).

b= statisticamente significativo rispetto al corrispondente valore in G II (gruppo Controllo + Buffer) (p>0,05).

c= statisticamente significativo rispetto al corrispondente valore in G III (gruppo diabetico) (p>0,05).

N=10 animali.

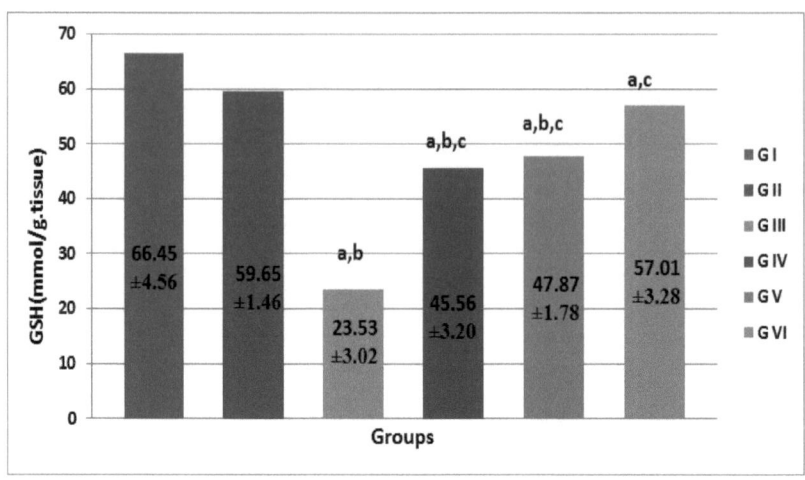

Figura (13): Variazioni del glutatione renale (GSH) in diversi gruppi di animali studiati.

I valori sono rappresentati come media ± SEM

a= statisticamente significativo rispetto al corrispondente valore in G I (Gruppo di controllo) (p>0,05).

b= statisticamente significativo rispetto al corrispondente valore in G II (gruppo Controllo + Buffer) (p>0,05).

c= statisticamente significativo rispetto al corrispondente valore in G III (gruppo diabetico) (p>0,05).

N=10 animali.

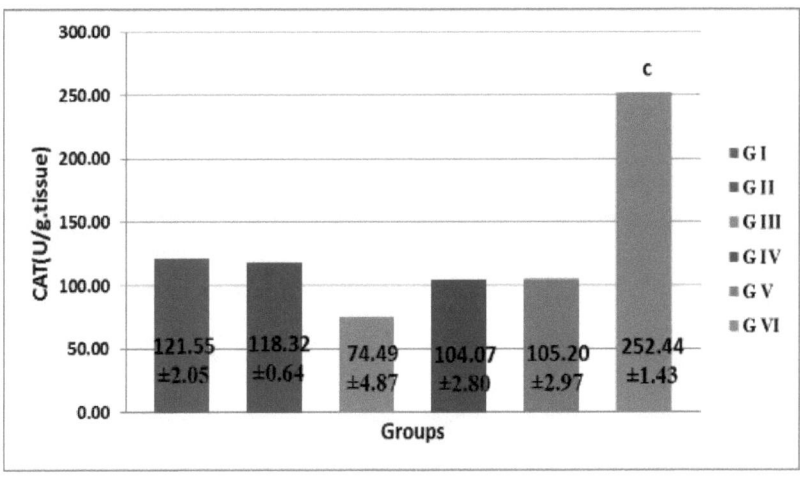

Figura (14): Cambiamenti nella catalasi renale (CAT) in diversi gruppi di animali studiati.

I valori sono rappresentati come media ± SEM

c= statisticamente significativo rispetto al corrispondente valore in G III (gruppo diabetico) (p>0,05).

N=10 animali.

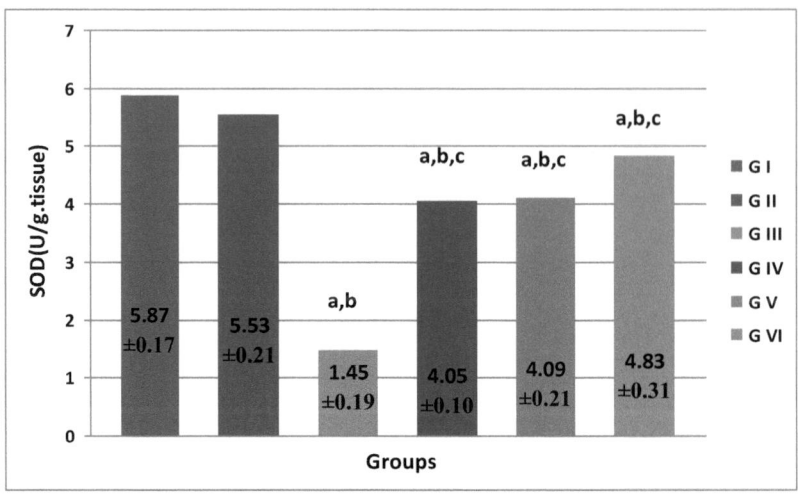

Figura (15): Cambiamenti nella superossido dismutasi renale (SOD) in diversi gruppi di animali studiati.

I valori sono rappresentati come media ± SEM

a= statisticamente significativo rispetto al corrispondente valore in G I (Gruppo di controllo) (p>0,05).

b= statisticamente significativo rispetto al corrispondente valore in G II (gruppo Controllo + Buffer) (p>0,05).

c= statisticamente significativo rispetto al corrispondente valore in G III (gruppo diabetico) (p>0,05).

N=10 animali.

VI- Variazioni della proteina totale in 24 ore di urina in diversi gruppi di animali studiati (Tabella 6 e Figura 16):

I risultati del presente studio hanno dimostrato che, gruppo diabetico (G III) ha mostrato un significativo aumento della proteina totale in 24 ore di urina rispetto al controllo (G I) o gruppi tampone di controllo (G II).

D'altra parte, il gruppo trattato con Punica granatum (G IV) ha mostrato una significativa diminuzione della proteina totale nelle 24 ore di urina rispetto a G III. La proteina totale in 24 ore di urina in G IV era ancora significativamente superiore a quella di G I e G II.

Il gruppo trattato con sitagliptina (G V) ha mostrato una significativa diminuzione delle proteine totali nelle 24 ore di urina rispetto al G III. La proteina totale in 24 ore di urina in G V era ancora significativamente superiore a quella di G I e GII.

Inoltre, il gruppo trattato con Punica granatum e sitagliptina (G VI) ha mostrato una significativa diminuzione delle proteine totali in 24 ore di urina rispetto a G III. La proteina totale in 24 ore di urina in G VI era ancora significativamente superiore a quella di G I e GII.

Tabella (6): Variazioni di proteine totali in 24 ore di urina in diversi gruppi di animali studiati.

Gruppi / Parametri	G I Gruppo di controllo		G II Gruppo di controllo +Buffer		G III Gruppo diabetico			G IV Gruppo Diabetico +Punica				G V Gruppo diabetico +sitagliptin				G VI Diabetico +punica & gruppo sitagliptin			
	Significato ±SEM		Significato ±SEM	Valore P Vs G I	Significato ±SEM	Valore P Vs G I	Valore P Vs G 2	Significato ±SEM	Valore P Vs G I	Valore P Vs G I	Valore P Vs G I	Significato ±SEM	Valore P Vs G I	Valore P Vs G I	Valore P Vs G I	Significato ±SEM	Valore P Vs G I	Valore P Vs G I	Valore P Vs G I
Proteine totali nelle urine (mg/giorno)	2.73 ±0.32		3.07 ±0.22	0.65	37.28 ±0.39	0.00* a	0.00* b	27.68 ±0.65	0.00* a	0.00* b	0.00* c	25.58 ±0.57	0.00* a	0.00* b	0.00* c	22.20 ±0.55	0.00* a	0.00* b	0.00* c

I valori sono rappresentati come media ± SEM e valutati statisticamente utilizzando una via ANOVA seguita da Bonferroni's post hoc test.

a= statisticamente significativo rispetto al corrispondente valore in G I (Gruppo di controllo) (p>0,05).

b= statisticamente significativo rispetto al corrispondente valore in G II (gruppo Controllo + Buffer) (p>0,05).

c= statisticamente significativo rispetto al corrispondente valore in G III (gruppo diabetico) (p>0,05).

N=10 animali.

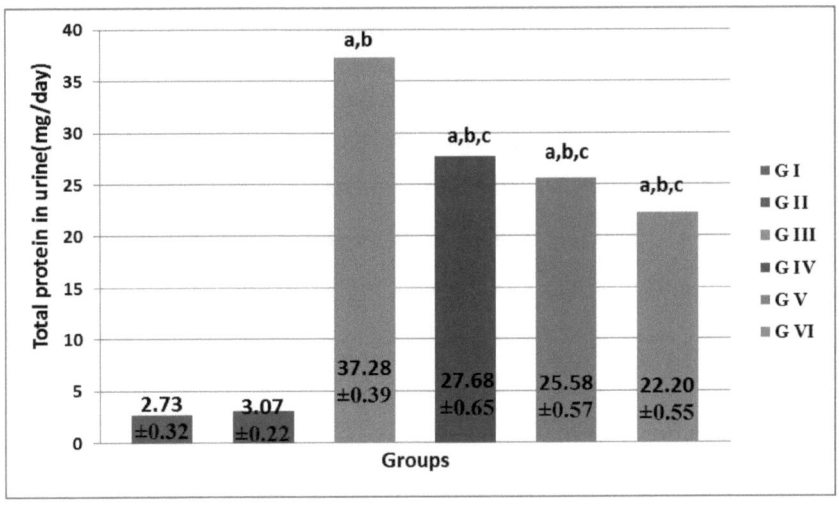

Figura (16): Variazioni della proteina totale in 24 ore di urina in diversi gruppi di animali studiati.

I valori sono rappresentati come media ± SEM

a= statisticamente significativo rispetto al corrispondente valore in G I (Gruppo di controllo) (p>0,05).

b= statisticamente significativo rispetto al corrispondente valore in G II (gruppo Controllo + Buffer) (p>0,05).

c= statisticamente significativo rispetto al corrispondente valore in G III (gruppo diabetico) (p>0,05).

N=10 animali.

Risultati dell'esame al microscopio ottico:

Gruppo I (il gruppo di controllo): L'esame istologico delle sezioni di rene di ratto maschio adulto di controllo colorato con H & E ha rivelato normali strutture tubolari e glomerulari della corteccia. Aveva il renale (Malpighiano) corpuscoli formati di Bowman capsula che circonda il glomerulo (ciuffo capillare), i tubuli prossimali contorti (PCT), e distale tubuli contorti (DCT). La capsula di Bowman aveva due strati, parietale e strato viscerale. Tubuli PCT aveva un lume stretto e rivestito da epitelio cubico alto con bordo apicale pennello e profondo citoplasma acidofilo, mentre DCT aveva un lume più ampio e rivestito da epitelio cubico con citoplasma meno acidofilo e senza bordo pennello (Figs.17A & B).

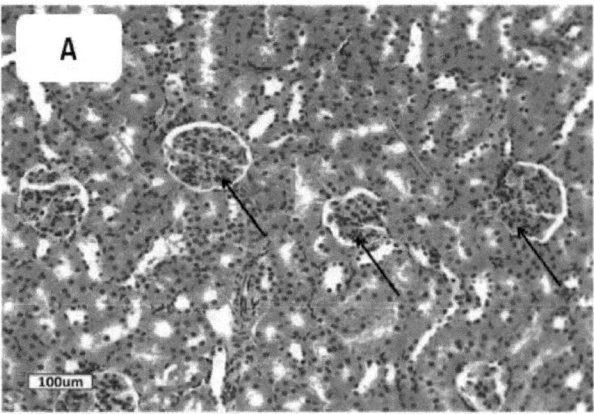

Figura (17): Una microfotografia di una sezione in un rene di ratto di controllo: mostra la normale struttura istologica della corteccia, contenente i glomeruli (frecce nere) e i tubuli renali (frecce verdi) (H&E X200).

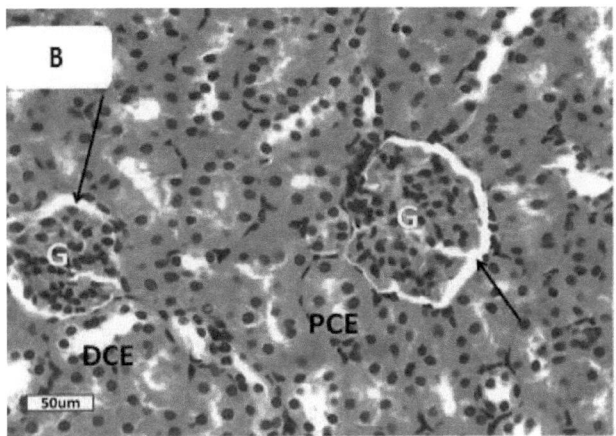

Figura (17B): Un ingrandimento maggiore della figura precedente che mostra i glomeruli ben sviluppati (G) con spazio glomerulare normale, tubuli convoluti prossimali (PCT) e tubuli convoluti distali (DCT) (H&E X 400).

Gruppo II (gruppo tampone citrato): L'esame istologico di una singola iniezione intraperitoneale di tampone citrato sezioni di rene di ratto maschio adulto tampone citrato, colorato con H&E, è apparso più o meno come quello del gruppo di controllo e ha rivelato la normale struttura glomerulare e tubulare della corteccia (Figs.18 A&B).

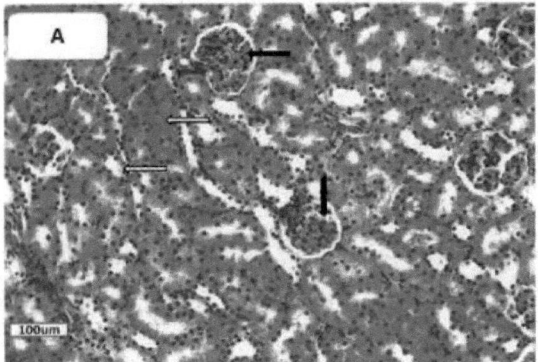

Figura (18): Una microfotografia di una sezione in un tampone di citrato iniettato nel rene di ratto che mostra la normale struttura istologica della corteccia, contenente i glomeruli (frecce nere) e i tubuli renali (frecce bianche) (H&E X200).

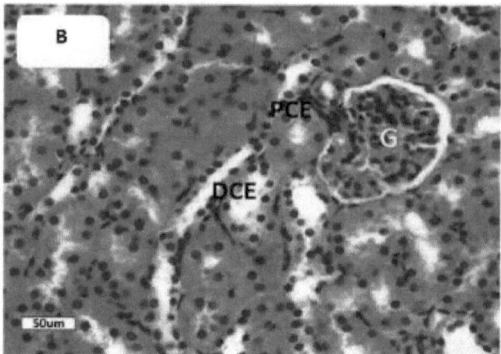

Figura (18B): Un ingrandimento maggiore della figura precedente che mostra il glomerulo ben sviluppato (G) con spazio glomerulare normale, tubuli convoluti prossimali (PCT) e tubuli convoluti distali (DCT) (H&E X 400).

Gruppo III (gruppo diabetico): L'esame istologico di sezioni di rene di ratto maschio adulto diabetico colorate con H&E ha rivelato infiltrazione di cellule mononucleari, spazio glomerulare dilatato, tubuli degenerati dilatati, citoplasma vacuolato di molti tubuli renali ed emorragia all'interno di molti di essi (**Figg**.19A-E).

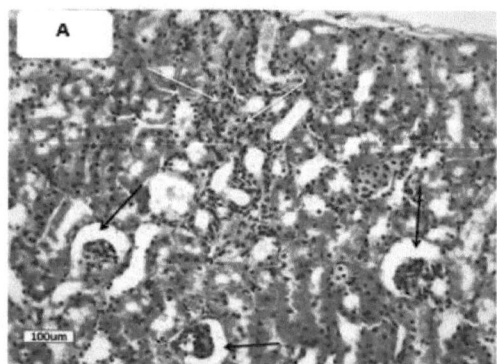

Figura (19): Una microfotografia di una sezione in un rene di ratto diabetico che mostra l'infiltrazione di una cellula mononucleare (frecce bianche) e la dilatazione nello spazio glomerulare (frecce nere) (H&E X 200).

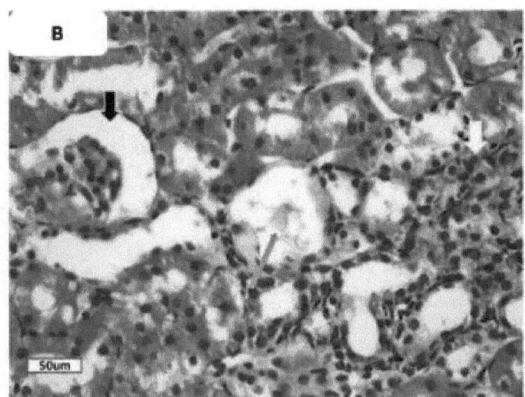

Figura (19B): Un ingrandimento maggiore della figura precedente che mostra l'infiltrazione della cella mononucleare (freccia bianca), la dilatazione nello spazio glomerulare (freccia nera) e il tubulo degenerato dilatato (freccia verde) (H&E X 400).

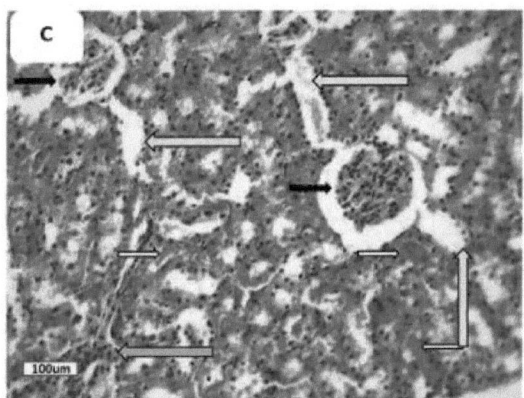

Figura (19C): Una microfotografia di una sezione in un rene di ratto diabetico che mostra l'infiltrazione di cellule mononucleari (freccia verde), la dilatazione nello spazio glomerulare (freccia nera), il citoplasma vacuolato dei tubuli renali (frecce gialle) e l'emorragia all'interno di molti tubuli (frecce bianche) (H&E X 200).

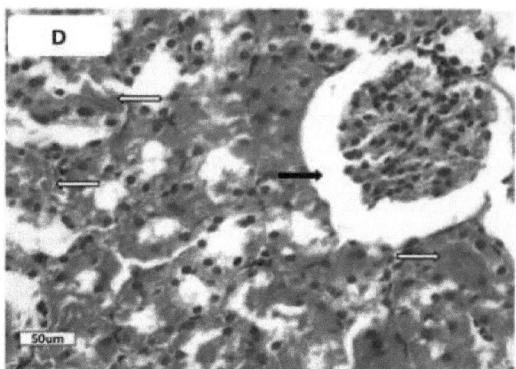

Figura (19D): Un ingrandimento maggiore della figura precedente che mostra la dilatazione nello spazio glomerulare (freccia nera) e l'emorragia all'interno di molti tubuli (frecce bianche) (H&E X 400).

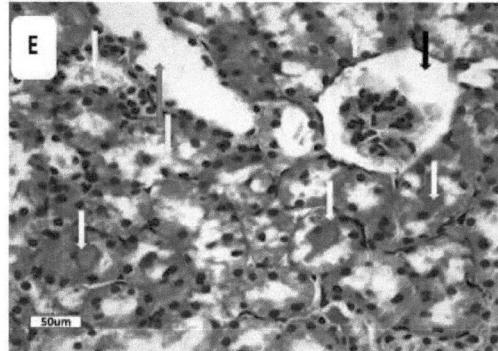

Figura (19E): Una microfotografia di una sezione in un rene di ratto diabetico che mostra emorragia all'interno di molti tubuli (frecce bianche), dilatazione nello spazio glomerulare (freccia nera), citoplasma vacuolato dei tubuli renali (frecce gialle) e un tubulo dilatato (freccia verde) (H&E X 400).

Gruppo IV (ratti diabetici trattati con *punica granatum*):
L'esame istologico di sezioni di rene di ratto maschio adulto diabetico trattato con *punica granatum*, colorato con H&E ha rivelato un certo miglioramento, rispetto al gruppo diabetico, nello spazio glomerulare e nella maggior parte dei tubuli. Alcuni tubuli sono ancora dilatati, altri ancora vacuolati e all'interno di alcuni di essi è stata notata un'emorragia (Figs.20A&B).

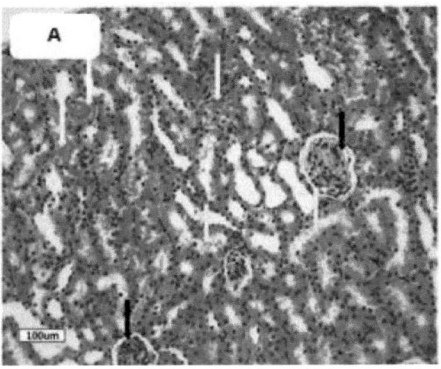

Figura (20): Una microfotografia di una sezione di rene di ratto maschio adulto diabetico trattato con *punica granatum* che mostra una diminuzione dello spazio glomerulare (frecce nere), ma sono ancora presenti emorragie all'interno di alcuni tubuli (frecce bianche) e citoplasma vacuolato di alcuni tubuli renali (frecce gialle) (H&E X 200).

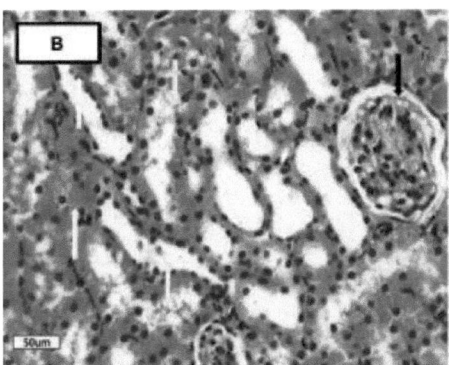

Figura (20B): Un ingrandimento maggiore della figura precedente che mostra la diminuzione dello spazio glomerulare (freccia nera), ma sono ancora presenti citoplasmi vacuolati dilatati di alcuni tubuli renali (frecce gialle) con emorragia all'interno di alcuni di essi (frecce bianche) (H&E X 400).

Gruppo V (ratti diabetici trattati con sitagliptina): l'esame istologico di sezioni renali di ratti maschi adulti diabetici trattati con sitagliptina e macchiati di H&E, ha rivelato un miglioramento degli spazi glomerulari e della maggior parte dei tubuli rispetto al gruppo diabetico, ma alcuni tubuli sono ancora dilatati e altri ancora degenerati (Figs.21A&B).

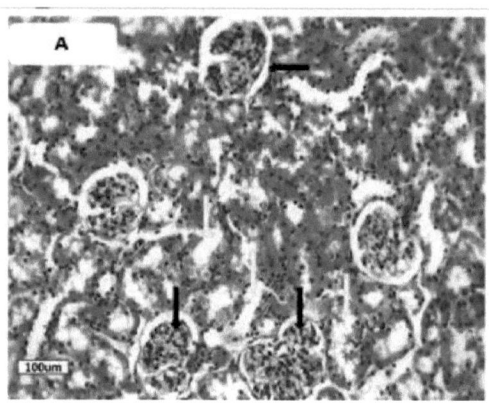

Figura (21): Una microfotografia di una sezione di rene di ratto maschio adulto diabetico trattato con sitagliptina che mostra una diminuzione dello spazio glomerulare (frecce nere) ma si osservano ancora alcuni tubuli renali dilatati con citoplasma vacuolato (frecce gialle) (H&E X 200).

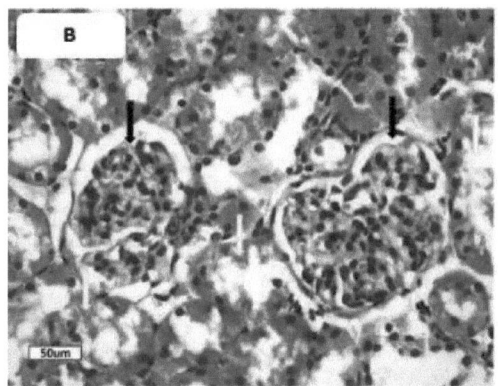

Figura (21B): Un ingrandimento maggiore della figura precedente mostra una diminuzione dello spazio glomerulare (frecce nere), ma si osservano ancora alcuni tubuli renali dilatati con citoplasma vacuolato (frecce gialle) (H&E X 400).

Gruppo VI (Ratti diabetici trattati con *punica granatum* e sitagliptina): L'esame istologico di sezioni di rene di ratto maschio adulto diabetico trattate con *punica granatum* e sitagliptina, colorate con H&E ha rivelato i migliori risultati. È stato osservato un miglioramento dello spazio glomerulare con meno dilatazione tubulare rispetto al gruppo diabetico. Tuttavia, alcuni tubuli renali ancora con citoplasma vacuolato (Figs.22A&B).

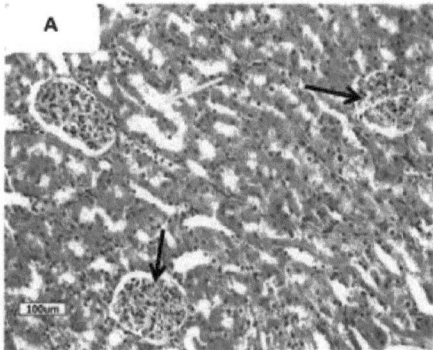

Figura (22): Una microfotografia di una sezione di un rene di ratto maschio adulto diabetico trattato con *punica granatum* e sitagliptina che mostra la diminuzione dello spazio glomerulare (frecce nere), ma si nota ancora il citoplasma vacuolato di alcuni tubuli renali (freccia gialla) (H&E X 200).

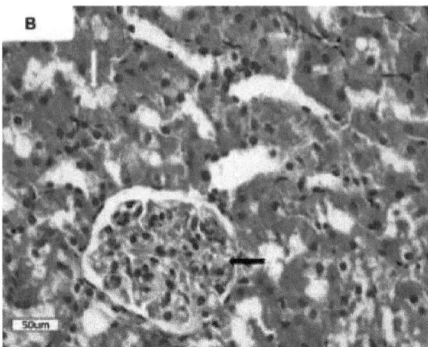

Figura (22B): Si nota ancora un maggiore ingrandimento della figura precedente che mostra la diminuzione dello spazio glomerulare (freccia nera), ma si nota ancora un citoplasma vacuolato di alcuni tubuli renali (freccia gialla) (H&E X 400).

DISCUSSIONE

I- Effetti della streptozotocina-nicotinammide (diabete di tipo 2) su diversi parametri

Sul peso corporeo, HbA1c e glucosio a digiuno nel siero:

Nel presente studio, c'è stato un significativo aumento del glucosio a digiuno nel siero e dell'HbA1c accompagnato da una diminuzione del peso corporeo nel gruppo diabetico rispetto ai gruppi tampone di controllo e di controllo.

In accordo con i nostri risultati, *Asokan et al., Patil et al. e Swapna et al. (2019) hanno* riferito che nei ratti trattati con STZ-NIC c'è stato un aumento del livello di glucosio accompagnato da un aumento di HbA1c *Ibrahim et al., Pérez Gutierrez et al. e Shah et al. (2019).* Inoltre, *Bahmanzadeh et al., e Dhungyal et al. (2019)* ha trovato che i ratti maschi hanno sviluppato il diabete da una singola iniezione intra-peritoneale di STZ-NIC ha mostrato una diminuzione del peso corporeo rispetto ai ratti di controllo.

Mali et al., e Shivavedi et al. (2019) hanno dichiarato che STZ è un antibiotico e strutturalmente è un derivato della glucosamina della nitrosourea, dopo la somministrazione entra rapidamente nelle cellule beta pancreatiche attraverso GLUT2 e porta all'alchilazione o alla rottura dei filamenti di DNA. L'alchilazione del DNA è la causa principale della morte delle cellule β indotte da STZ a causa della frazione di nitrosourea di questo composto *(Ashraf et al., 2014).* Questa azione di STZ è stata spiegata dalla scoperta di *Ullah et al. (2017),* hanno osservato che STZ causa la compromissione del DNA e la citotossicità iniziando la generazione di radicali liberi attraverso il sistema xantina ossidasi delle cellule pancreatiche, e aumenta la produzione di H_2O_2, che porta alla frammentazione del DNA e

necrosi nelle isole pancreatiche delle cellule B. *Elkotby et al. (2018) e Al-Attar& Alsalmi (2019)* hanno menzionato che le alterazioni delle isole pancreatiche danneggiate dovute all'induzione del diabete, sono accompagnate da un aumento del glucosio nel sangue.

In questo studio, la somministrazione di NIC con STZ esercita un effetto protettivo sull'azione citotossica di STZ attraverso lo scavenging dei radicali liberi e causa solo danni minori alla massa di cellule beta pancreatiche che producono il diabete di tipo 2 *(Mali et al., 2019)*.

Paudel et al. (2018) e Shah et al. (2019) hanno anche riferito che durante l'iperglicemia lo zucchero in eccesso reagisce con la proteina dell'emoglobina causando la sua glicazione (HbA1c) che è un marker di laboratorio del diabete e il rischio associato di complicazioni diabetiche dovute alla formazione di prodotti di glicazione avanzati.

Lo stress ossidativo indotto da STZ causa disfunzioni delle cellule β con conseguente compromissione della secrezione di insulina. L'insulina promuove la sintesi di glicogeno e lipidi nelle cellule muscolari. Pertanto, la riduzione della produzione di insulina provoca la riduzione dell'ingresso del glucosio nel muscolo, provoca un aumento della lipolisi e della gluconeogenesi, e causa lo spreco muscolare e la perdita di peso *(Rahimi et al., 2018)*. *Lo spreco muscolare* si verifica come conseguenza della perdita o della degradazione delle proteine strutturali. Lo spreco muscolare di solito deriva dalla sintesi gluconeogenica del glucosio da materiali lipidici e proteici come strategia di compensazione per la non disponibilità di glucosio (allo stato diabetico) per l'utilizzo come fonte di energia *(Oluba et al., 2019)*.

Il body building dipende dall'insulina come principale ormone anabolizzante. La riduzione e l'insufficienza di insulina nel DM ha causato disturbi metabolici di glucosio, lipidi e proteine. Inoltre, la carenza di insulina ha convertito l'anabolismo in catabolismo di proteine e lipidi. Inoltre, la costruzione di glucosio dipende dalla proteolisi e aminoacidi gluconeogenici dal fegato, quindi l'induzione di azoto negativo equilibrio attribuito al catabolismo delle proteine e dei lipidi *Almalki et al. (2019)*.

Al contrario, *Pérez Gutierrez et al. (2019)* hanno dimostrato che l'induzione del diabete con una singola iniezione i.p di nicotinammide (120 mg/kg) seguita da un'iniezione di STZ (60 mg/kg) in 0,1 M di tampone citrato a pH 4,5 ha causato un aumento del peso corporeo. Inoltre, *Toma et al. (2015)* hanno dichiarato che l'iniezione i.p. di STZ (40 mg/kg) ha causato un aumento del peso corporeo dei ratti; questo può essere correlato alle tecniche utilizzate in questo studio. *Naidu et al. (2015)* hanno trovato che il modello di ratto con dieta ad alto contenuto di grassi con una bassa dose di STZ (35 mg/kg) può essere considerato in grado di produrre lo stato fisiopatologico del diabete di tipo 2 ed è stato accompagnato da un aumento marginale del peso corporeo.

Sulle funzioni renali:

Nel presente lavoro, c'è stato un significativo aumento dei livelli di urea sierica, BUN, creatinina e 24 ore di proteine urinarie nel gruppo diabetico rispetto ai gruppi tampone di controllo e di controllo.

L'effetto di STZ-NIC sono stati confermati dal quadro istopatologico del rene del presente studio, dove i ratti trattati con STZ hanno mostrato infiltrazione di cellule mononucleari, spazio glomerulare dilatato, tubuli degenerati dilatati, citoplasma vacuolato di molti tubuli renali ed emorragia all'interno di molti di essi.

In accordo con la presente scoperta, *Goli et al.*, *Indu et al.*, e *Motawi et al.* *(2019) hanno* riferito che nei ratti trattati con STZ-NIC c'è stato un notevole aumento dei livelli di urea, BUN e creatinina. Inoltre, *Singh et al.* *(2018)* hanno riferito che STZ-NIC ha mostrato un aumento di 24 ore di proteine urinarie. I risultati istopatologici sono stati in coerenza con lo studio di *Kaushik et al.* *(2018)* ha trovato spazio glomerulare dilatato e aumentare la vacuolizzazione del citoplasma e *Indu et al.* *(2019)* ha registrato dilatati tubuli degenerati.

Nel **2016** *Bamanikar et al.,* hanno dimostrato che il diabete può danneggiare i vasi sanguigni dei reni portando alla funzione renale anomala rappresentata da una riduzione della filtrazione glomerulare. Il processo di glicazione colpisce in particolare l'arteriolo efferente nei glomeruli renali e lo fa diventare rigido e più stretto. Questo crea un'ostruzione che rende difficile al sangue di lasciare il glomerulo, e aumenta la pressione all'interno del glomerulo che porta all'iperfiltrazione *(Ekrikpo et al., 2018).*

Recentemente *Gupta et al. (2019)* hanno riferito che l'iperfiltrazione glomerulare nei primi stadi è tollerata dall'aumento del GFR. Nella fase avanzata gran parte delle funzioni renali si perde e il GFR diminuisce, la produzione di urina diminuisce e inizia a trattenere i rifiuti. Così, quando il tasso di filtrazione glomerulare è diminuito, meno urea, BUN e creatinina vengono filtrati come sono normalmente escreti nelle urine.

Un altro possibile meccanismo *Herrera et al.* *(2018) e Adams et al.* *(2019)* hanno menzionato che il fegato catabolizza l'ammoniaca tossica in urea. Il ciclo dell'urea è il modo del corpo di convertire l'ammoniaca tossica in urea, l'ammoniaca proviene dal catabolismo delle proteine, poi l'urea lascia successivamente il citoplasma epatocitario e viene infine escreta nelle urine.

Prima di ciò, *Laustsen et al.* *(2016) e Hasona et al.* *(2017)* hanno attribuito l'aumento della concentrazione di urea nel sangue può essere direttamente accoppiato con le resistenze all'insulina, poiché un'alta concentrazione di glucosio in stato diabetico provoca un grave squilibrio tra il metabolismo delle proteine e l'equilibrio negativo dell'azoto.

Il livello di creatinina viene utilizzato come indicatore del tasso di filtrazione glomerulare *(Bhat et al., 2018)*. Le possibili cause dell'aumento della creatinina nel siero possono essere dovute alla sovrapproduzione di creatinina da muscoli danneggiati, all'inibizione della secrezione tubolare di creatinina e alla diminuzione del tasso di filtrazione glomerulare *(Afzal et al., 2018)*. BUN è un test comunemente ordinato che può valutare quanto bene i reni sono funzioni *(Barmore e Hughes, 2019)*.

Il meccanismo della proteinuria è stato spiegato da *Hong et al.* *(2019)* ha dichiarato che il fattore di crescita endoteliale vascolare (VEGF) A è contribuito alla iperfiltrazione iniziale e micro albuminuria, come il blocco della segnalazione VEGF da inibitore del recettore pan-VEGF migliora l'albuminuria diabetica nei topi. L'angiopoietina-1 (ANGPT1) è un fattore di crescita vascolare che si lega al recettore della tirosina chinasi (Tek), espresso principalmente sulle cellule endoteliali. ANGPT1 indotta Tek risultati di attivazione Tek in integrità delle cellule endoteliali.

L'angiopoietina-2 (ANGPT2) è di derivazione endoteliale e nella maggior parte dei casi funziona come antagonista sulla segnalazione Tek. ANGPT2 up regolazione si traduce in una maggiore permeabilità e destabilizzazione della vascolarizzazione, innescando l'endotelio per l'infiammazione e l'angiogenesi. È stato dimostrato che i pazienti con malattie renali hanno diminuito i livelli di ANGPT1 e aumentato i livelli di ANGPT2 *(Loganathan et al., 2018)*.

Recentemente *Cheng et al. (2019) hanno* suggerito che l'iperglicemia indebolisce la barriera di filtrazione glomerulare, causa danni glomerulari e una maggiore permeabilità glomerulare alle proteine e l'accumulo di componenti della matrice extracellulare nel mesangio, portando a perdite di albumina, che aggrava il DN. Inoltre, *Zayed et al. (2018)* hanno registrato che il diabete di tipo 2 ha un effetto sulla struttura dei tubuli renali; induce una marcata diminuzione dello spessore del bordo del pennello tubolare che porta ad un caso di liquido renale in piedi e di dilatazione del lume dei tubuli renali. D'altra parte, le anomalie strutturali dei tubuli renali potrebbero disturbare il normale assorbimento del liquido che porta alla proteinuria.

Lo stress ossidativo indotto potrebbe indurre molta distruzione cellulare e l'accumulo di cellule deprimono e a loro volta ostruiscono il sistema tubulare renale *(Zayed et al., 2018)*.

Kriz e Lemley (2017) hanno riferito che la nefropatia indotta dal diabete colpisce il diametro dei vasi sanguigni con un effetto di vasodilatazione. Vasodilatazione glomerulare potrebbe indurre un tratto meccanico podocyte che porta al processo di effacement del piede e il distacco cellulare. Podocyte tratto induce una diminuita espressione nefrina podocyte, la proteina principale diaframma fessura diaframma principale, portando a disturbi nella funzione di filtrazione glomerulare e proteinuria *(Zayed et al., 2018)*.

I vasi glomerulari dilatati potrebbero aumentare l'endotelio vascolare fenestrae portando ad un aumento dei movimenti fluidi dalla piscina glomerulare alla piscina urinaria che induce la formazione di edemi *(Cara-Fuentes et al., 2016)*. L'accumulo di fluidi edematosi nei pazienti diabetici induce un aumento dello spazio di Bowman. Le due cause principali della formazione di edemi glomerulari sono l'aumento del movimento del liquido renale dal pool glomerulare al pool urinario e il blocco del sistema tubulare renale *(Swiatecka-Urban, 2017)*.

I Podociti sono cellule epiteliali altamente specializzate che avvolgono il ciuffo glomerulare in giustapposizione alle membrane glomerulari del basamento, coprendo così i capillari glomerulari. I processi del piede di Podocyte formano fenditure del diaframma che rappresentano uno strato della barriera di filtrazione glomerulare e permettono l'efficiente ultrafiltrazione del sangue per formare il fluido tubolare *(Jourdan et al., 2018)*.

In precedenza *(Nagata, 2016)* ha riferito che, la perdita delle proteine del diaframma a fessura, che collega i processi adiacenti del piede di podocyte, come la nefrina e la podocina, gioca un ruolo chiave nella patogenesi dell'albuminuria nel diabete.

Il nefrino è una parte importante del diaframma a fessura e fondamentale per la barriera di filtrazione renale, viene dissociato dalla podocina ed escreto nelle urine nelle prime fasi del danno glomerulare. Questi due fattori contribuiscono allo sviluppo della proteinuria nella nefrite spiegati da *Younis et al. (2018)* che hanno anche attribuito che l'aumento della perdita di podociti a causa del fallimento della fosforilato proteina chinasi B" PKB ", che porta ad un aumento dell'apoptosi, e / o arresto del ciclo cellulare da prodotti finali di glicazione avanzata (AGE).

ROS eccessivo nei podociti e nelle cellule mesangiali o endoteliali potrebbe attivare la via di segnalazione del fattore nucleare kappa B(NF-κB), con conseguente accumulo di fattori infiammatori come il fattore di necrosi tumorale (TNF)-α, interleuchina (IL)-1β, IL-6, e la proteina monocitaria chemioattrattore 1(MCP-1). L'infiammazione può portare a lesioni tissutali e ad un ulteriore accumulo di ROS. Infatti, lo stress ossidativo e l'infiammazione sono cause reciproche nello sviluppo di lesioni e disfunzioni renali associate al DM *(Yang et al., 2019)*.

Su marcatori di stress infiammatorio e ossidativo nel tessuto renale:

Il gruppo diabetico(III) ha mostrato un significativo aumento del TNF-α & MDA e una significativa diminuzione dei livelli di SOD & GSH rispetto ai gruppi di controllo e ai gruppi di buffer di controllo, mentre il livello di CAT è stato osservato un cambiamento insignificante rispetto ai gruppi di controllo e ai gruppi di buffer di controllo.

In conformità a ciò, *Zhao et al. (2019)* hanno osservato una significativa elevazione del livello TNF-α nei ratti diabetici. Inoltre, *Balakrishnan et al., e Motawi et al. (2019)* hanno dichiarato che il livello di MDA elevato nel diabete e *Alotaibi et al., e Zhao et al. (2019)* hanno trovato una significativa diminuzione dei livelli di SOD e GSH.

Mahmoodi et al. (2019) hanno spiegato che il TNF-α è una citochina infiammatoria secreta dai macrofagi. Questa citochina sopprime l'escrezione di insulina nel DM. L'aumento del livello di TNF-α porta all'attivazione dell'espressione dell'ossido nitrico sintasi che causa la sovrapproduzione di NO.

Tuttavia, *Cheng et al., e Sadi et al. (2019)* hanno attribuito la diminuzione del livello di SOD e GSH è dovuta alla SOD che è la prima barriera al danno ossidativo dei radicali liberi e uno dei più importanti enzimi antiossidanti che convertono i radicali superossido in perossido di idrogeno. In presenza di metalli di transizione, il perossido di idrogeno potrebbe trasformarsi in radicali idrossilici noti come le specie più reattive. Inoltre, il GSH è un tripeptide che è onnipresente nel citoplasma e rappresenta il 90% dei tioli non proteici intracellulari e protegge le cellule dai danni ossidativi. Allo stesso tempo, il GSH serve come substrato per la glutatione perossidasi (GSH-Px) per assistere il GSH-Px nello scavenging dei radicali liberi *(Zhao et al., 2019)*. L'enzima CAT è una proteina dell'orlo che aiuta a convertire il perossido di idrogeno in acqua e ossigeno e protegge il tessuto dai radicali idrossilici altamente reattivi *(Yelumalai et al., 2019)*.

In precedenza, *Alam et al. (2015) hanno* suggerito che lo stress ossidativo è coinvolto nello sviluppo della resistenza all'insulina e della disfunzione delle cellule β, e gioca un ruolo importante nella patogenesi del T2DM. Nel frattempo, l'iperglicemia contribuisce anche allo stress ossidativo attraverso diverse vie: poliolo, esosamina, proteina chinasi C, glicolisi e produzione di prodotto finale di glicazione avanzata *(Patche et al., 2017)*. Recentemente *Balakrishnan et al. (2019) hanno* spiegato che l'elevato livello di glucosio provoca un aumento della generazione di ROS attraverso la glicazione non enzimatica delle proteine e l'auto-ossidazione del glucosio. Così, il danno all'integrazione strutturale e funzionale dei risultati del tessuto renale, come confermato da un aumento del deterioramento ossidativo dei lipidi della membrana cellulare nello stato diabetico. Pertanto, è molto importante migliorare la funzione antiossidante in T2DM al fine di proteggere contro lo stress ossidativo *(Gao et al., 2018)*.

L'aumento dello stress ossidativo è una delle cause più basilari delle complicazioni croniche nel T2DM. *Cheng et al. (2019)* hanno affermato che lo stress ossidativo si riferisce allo squilibrio tra il danno ossidativo e la capacità antiossidante in vivo; questo è più probabile che produca molti intermedi ossidativi, con conseguente aggravamento del danno ossidativo in vivo. Quando l'organismo è stimolato da varie sostanze nocive, vengono prodotti ROS eccessivi e radicali liberi reattivi dell'azoto (RNS). La capacità antiossidante è indebolita a causa dell'eccessivo ROS, che porta a un cambiamento nei marcatori di stress ossidativo come MDA e SOD. ROS, principalmente anioni superossido e radicali ossidrilici, causano danni cellulari e morte attraverso diversi meccanismi tra cui l'inibizione della catena ditrasporto degli elettroni, la soppressione della respirazione cellulare e la produzione di ATP *(Mestry et al., 2018)*.

L'eccessiva produzione di radicali liberi, come il ROS, provoca danni al DNA, in particolare la rottura del filamento e le alterazioni della base, che inducono l'arresto del ciclo cellulare o l'apoptosi. I danni al DNA nei mitocondri provocano disfunzioni mitocondriali, che a loro volta generano più ROS. L'infiammazione si sviluppa come risposta allo stress ossidativo - danno indotto, che promuove la riparazione e il rimodellamento. Ciò comporta l'attivazione della via NF-κB nelle cellule renali e nelle chemochine, come MCP-1 e interleuchine *(Sifuentes-Franco et al. , 2018)*. Queste molecole di adesione pro-infiammatorie e chemochine attraggono i monociti, i macrofagi e i linfociti T, che si infiltrano nel tessuto renale, con conseguente attivazione della segnalazione del TNF-α, e quindi l'aggravamento delle lesioni renali e della fibrosi *(Wang et al., 2019)*. Il TNF-α ha un ruolo nella regolazione dell'apoptosi e dei processi infiammatori nel diabete *(Safhi et al., 2019)*. Un'altra spiegazione per l'aumento del livello di TNF-α che la disfunzione dei lipidi, in particolare l'aumento del TG nelle cellule adipose, può causare la secrezione di citochine come il TNF-α dalle cellule dei macrofagi *(Szpigel et al., 2018)*.

La perossidazione lipidica è un indicatore di stress ossidativo, in cui i radicali liberi interagiscono con gli acidi grassi polinsaturi (PUFAs), portando alla formazione di MDA e 4-idrossinonenal, che poi causano effetti negativi come la necrosi cellulare e l'infiammazione. Quando si verifica la nefropatia diabetica, il corpo è spesso in uno stato di stress ossidativo ed è incline a produrre eccessivi radicali liberi di ossigeno. Quando la generazione di ROS aumenta e non può essere completamente eliminata, alcune molecole instabili nella cellula (come lipidi, proteine, DNA, ecc.) si ossidano facilmente, causando il loro cambiamento strutturale e la loro disfunzione *(Ayala et al., 2014)*. L'MDA è uno degli indicatori che riflette la perossidazione lipidica dei radicali dell'ossigeno, che si produce nel rene intrinsecamente o attraverso la circolazione delle cellule infiammatorie. Il contenuto di MDA nei reni dei ratti diabetici può essere rilevato per riflettere lo stato di stress ossidativo renale *(Zhao et al., 2019)*.

Zhang et al. (2017) hanno riferito che tra le sirtuine, Sirt3, classificata come molecole anti-invecchiamento, si trova principalmente nei mitocondri e svolge un ruolo importante nello stress anti-ossidativo; il metabolismo cellulare è riconosciuto come molecola reno-protettiva. *Hershberger et al. (2017) e Morigi et al. (2018)* hanno suggerito che dopo lo stress ossidativo persistente, oltre l'attivazione di ADP-ribosiltransferasi (chiamato anche PARPs) consuma NAD + per promuovere la riparazione delle lesioni del DNA indotte dal ROS, riducendo in ultima analisi l'attività sirtuina. Una riduzione dell'attività di Sirt3 contribuisce allo stress ossidativo mitocondriale diminuendo l'attivazione di enzimi antiossidanti come la superossido dismutasi *(Zhang et al., 2017)*.

Al contrario, *Elbe et al. (2015)* hanno dimostrato che, l'induzione del diabete con una singola iniezione i.p. di STZ appena disciolto in soluzione salina allo 0,9% ad una dose di 45 mg/kg diminuisce le attività CAT. *Samarghandian et al. (2014)* hanno dichiarato che la streptozocina somministrata in una singola iniezione alla dose di 60 mg/kg per l'induzione del diabete porta a una diminuzione dell'attività CAT. La diminuzione dell'attività di questo enzima potrebbe derivare dall'ossidazione del glucosio, con conseguente aumento dei radicali chetoaldeidi reattivi e superossido. Se non viene decomposto dal CAT, provoca la produzione di radicali idrossilici reattivi. Quantità eccessive di radicali liberi danneggiano le proteine cellulari e gli acidi nucleici attaccandosi ad esse.

II- Effetti di Punica granatum su diversi parametri

Sul peso corporeo, HbA1c e glucosio a digiuno nel siero:

I ratti trattati con PGPE hanno mostrato un cambiamento insignificante nel peso corporeo rispetto al gruppo di controllo del diabete. Tuttavia, il peso corporeo è rimasto significativamente più basso rispetto ai gruppi di controllo e ai gruppi tampone di controllo. D'altra parte, la somministrazione di Punica granatum nel gruppo (IV) ha causato una significativa diminuzione di SFBG e HbA1c rispetto al gruppo di controllo del diabete. Tuttavia, il livello di HbA1c è rimasto significativamente più alto rispetto al gruppo di controllo e il suo livello è tornato quasi di nuovo al gruppo di tampone di controllo, mentre il livello di SFBG è rimasto significativamente più alto rispetto ai gruppi di controllo e ai gruppi di tampone di controllo.

Ibrahim (2015) ha segnalato l'attività antiobesità dei DPI, dovuta alla diminuzione del livello di ormone leptina. Il precedente *Friedman (2011)* ha menzionato che l'ormone leptina è secreto dal tessuto adiposo in proporzione alla sua massa. Quando la massa grassa corporea diminuisce, i livelli di leptina nel plasma diminuiscono fino a ripristinare la massa grassa. Su questa base, la diminuzione del peso del grasso nei ratti diabetici con DPI potrebbe essere attribuita al basso livello di leptina nel siero (ipoleptinemia).

In modo   simile ai risultati attuali, *Mahmoud e Mahmoud (2017)* hanno registrato che la PG ha causato un calo significativo della SFBG rispetto al gruppo di controllo del diabete. Inoltre, *El-Hadary e Ramadan (2019) hanno* rilevato che Punica granatum ha causato una significativa diminuzione di SFBG e HbA1c rispetto al gruppo diabetico. *Salwe et al. (2015) e Hasona et al. (2017)* hanno riferito che l'effetto ipoglicemico del PGPE potrebbe essere correlato ai principi attivi presenti in questi estratti come polifenoli e flavonoidi, che possiedono le proprietà di rigenerare le cellule beta pancreatiche, aumentare la secrezione di insulina, migliorare l'assorbimento del glucosio da parte dei tessuti adiposi o muscolari, inibire l'assorbimento del glucosio dall'intestino, diminuire la produzione di glucosio dal fegato e risolvere il problema della carenza di insulina.

L'effetto antidiabetico della melagrana può essere, in parte, dovuto al loro effetto positivo sulla sintesi del glicogeno nel fegato, nello scheletro e nei muscoli del cuore, in combinazione con l'insulina simile all'insulina o con l'insulina che rilascia ingredienti che esistevano nella melagrana *(Shalaby et al., 2015)*. *L*'integrazione con le bucce di melograno porta ad aumentare i livelli di insulina aumentando la secrezione pancreatica di insulina dalle cellule β degli isolotti di Langerhans o il suo rilascio dalla forma legata *(Middha et al., 2016)*.

Borikar et al. (2018) hanno esplorato quell'effetto ipoglicemico di Punica granatum dovuto all'attivazione del recettore-γ attivato dal perossisoma proliferatore e *al* miglioramento della sensibilità al glucosio nei tessuti periferici che causa efficacemente la riduzione del livello di glucosio nel sangue. *Atrahimovich et al. (2018)* hanno spiegato i benefici della punica per il diabete di tipo 2 sono la protezione delle cellule β pancreatiche contro la tossicità del glucosio, gli effetti antinfiammatori e antiossidanti, l'inibizione delle α-glucosidasi o α-amilasi e l'inibizione della formazione di prodotto finale di glicazione avanzata. È stato spiegato che la α-glucosidasi è uno degli enzimi digestivi più importanti, avendo la capacità di idrolizzare il polisaccaride nel glucosio e può essere trovato nell'intestino tenue *(Watcharachaisoponsiri et al., 2016)*.

In contrasto con i nostri risultati, *Ramadhani et al. (2019)* hanno dichiarato che quando 200 mg/kgBW/giorno di DPI dati giornalmente per 14 giorni hanno aumentato il peso corporeo, a causa del miglioramento della secrezione di insulina, che porta ad aumentare l'assorbimento di glucosio in tutti i tessuti. *Salwe et al. (2015) hanno* riferito che un aumento significativo del peso corporeo è stato osservato nel gruppo trattato con PGPE con una dose di 200 mg/kg/kg per 28 giorni rispetto al gruppo diabetico, questo può essere dovuto al controllo dell'iperglicemia da PGPE della frutta.

Sulle funzioni renali:

La somministrazione di PGPE ha mostrato una significativa diminuzione dei livelli di urea sierica, BUN, creatinina e proteine totali rispetto al gruppo di controllo del diabete. Tuttavia, i livelli di urea, BUN e proteine totali sono rimasti significativamente più alti rispetto ai gruppi tampone di controllo e di controllo, mentre il livello di creatinina è tornato quasi di nuovo ai gruppi tampone di controllo e di controllo.

Questi risultati sono stati in accordo con le conclusioni di *Ankita et al. (2015), Karwasra et al. (2016) e Ahmad et al. (2017)* che hanno trovato che il PGPE causa una diminuzione della creatinina sierica, del BUN e dell'urea. La somministrazione di Punica granatum causa una significativa diminuzione del livello di proteine urinarie nelle 24 ore rispetto al gruppo di controllo per il diabete *Ankita et al. (2015)*.

Le sezioni renali degli animali trattati con PG, hanno mostrato un moderato miglioramento renale, nello spazio glomerulare e nella maggior parte dei tubuli. Alcuni tubuli erano ancora dilatati, altri ancora vacuolati e si notava un'emorragia all'interno di alcuni di essi (Figg. 20A&B).

I risultati istopatologici sono stati in coerenza con lo studio di *Mestry et al. (2017)* che hanno trovato una degenerazione vacuolare significativamente ridotta dei tubuli sull'esame istopatologico del rene di ratti diabetici trattati con Punica granatum e con lo studio di *Manna et al. (2019)* che hanno trovato una degenerazione vacuolare significativamente ridotta dei tubuli nefritici, causando una riduzione della membrana basale ispessita nei ratti diabetici trattati con STZ con Punica granatum.

127

Mestry et al. (2018) hanno dimostrato che l'effetto protettivo del PGP sulla creatinina e sull'urea potrebbe essere attribuito al suo potenziale antiossidante, poiché si è scoperto che il ROS è coinvolto nel deterioramento del tasso di filtrazione glomerulare.

Gli AGE si trovano in quasi tutti i tessuti esaminati da ratti diabetici indotti da STZ. Inoltre, i reni sono più suscettibili alla formazione di AGE rispetto ad altri tessuti. Un aumento del livello di AGE è stato trovato nel siero di ratti diabetici STZ, mentre il trattamento con PGPE ha abbassato i livelli elevati di AGE. Così, il PGPE ha mostrato il potenziale di proteggere il rene diminuendo la formazione di AGE nella circolazione dei ratti diabetici STZ e diminuire la proteinuria *Mestry et al. (2017)*.

Su marcatori di stress infiammatorio e ossidativo nel tessuto renale:

Il trattamento con PGPE ha causato una significativa diminuzione del TNF-α e MDA renale accompagnata da un significativo aumento dei livelli di GSH e SOD rispetto al gruppo di controllo del diabete, mentre i livelli di TNF-α e MDA renale sono rimasti significativamente più alti rispetto ai gruppi tampone di controllo e di controllo, tuttavia, il livello di GSH e SOD renale è rimasto significativamente più basso rispetto ai gruppi tampone di controllo e di controllo. La somministrazione di PGPE ha mostrato un cambiamento insignificante nel livello di CAT rispetto al gruppo diabetico, ma è tornata quasi di nuovo ai gruppi tampone di controllo e di controllo.

In accordo con la presente scoperta *Karwasra et al. (2016) e Mestry et al. (2017)* hanno rilevato che nei ratti trattati con Melograno c'è stato un notevole calo di TNF-α e MDA levesl, accompagnato da un aumento significativo di GSH & SOD rispetto al gruppo diabetico e da un cambiamento insignificante nell'attività della CAT rispetto al gruppo diabetico. Come l'aumento significativo di attività CAT è stato osservato alla dose di 400 mg / kg di PGPE non ad una dose di 200 mg / kg, mentre MDA significativamente diminuito *El-Daly (2016)*.

Ghavipour et al. (2017) hanno riferito che gli effetti antinfiammatori dell'estratto di melograno avvengono attraverso l'inibizione delle vie di segnalazione cellulare, compresa la soppressione della cicloossigenasi-2 e l'espressione dell'ossido nitrico inducibile, l'inibizione dell'attivazione del fattore nucleare kappa B (NF-κB) e l'inibizione della fosforilazione delle proteine della proteina chinasi attivata dal mitogeno (MAPKs).

Il quadro istopatologico del presente studio ha confermato la precedente osservazione, dove il gruppo amministrato dal PGPE ha mostrato un moderato miglioramento renale, nello spazio glomerulare e nella maggior parte dei tubuli. Alcuni tubuli ancora dilatati, altri ancora vacuolati ed è stata osservata un'emorragia all'interno di alcuni di essi rispetto al gruppo diabetico che mostrava infiltrazione di cellule mononucleate, spazio glomerulare dilatato, tubuli degenerati dilatati, citoplasma vacuolato di molti tubuli renali ed emorragia all'interno di molti di essi.

I composti fenolici contribuiscono alle attività antiossidanti complessive della melagrana principalmente grazie alle loro proprietà redox. In generale, i meccanismi dei composti fenolici per l'attività antiossidante sono la neutralizzazione dei radicali liberi lipidici e la prevenzione della decomposizione degli idroperossidi in radicali liberi *(El Sayed et al., 2014)*.

L'effetto antinfiammatorio del polifenolo attribuito all'efficienza delle ellagitannine (ET) e dell'acido ellagico (EA) come composti antiossidanti nel melograno dipende molto dalla loro struttura chimica, la presenza di diverse funzioni idrossiliche in posizione ortesi negli ET è responsabile della forte capacità di donare un atomo di idrogeno e sostenere l'elettrone non accoppiato *(Du et al., e Xiang et al., 2019)*. Inoltre, l'efficienza antiossidante degli ET e dell'EA è direttamente correlata al loro grado di idrossilazione. Il PGPE ha la più alta attività antiossidante nell'inibizione del superossido e del perossido di idrogeno grazie alla sua alta concentrazione di polifenoli totali, flavonoidi e tannini *(Hou et al., 2019)*. Così, i PGPE sono offerti come due agenti funzionali che combinano l'attività repressiva dell'aldoso reduttasi con azioni antiossidanti *(Bassiri-Jahromi, 2018)*.

Lin et al. (2016) e Palma-Duran et al. (2017) hanno rivelato che i polifenoli nei prodotti naturali possono contribuire a ridurre notevolmente lo stress ossidativo negli animali con T2DM. *El Mageid et al. (2016)* hanno dimostrato che gli estratti di buccia di melograno e i suoi costituenti attivi hanno rivelato che hanno un'attività antiossidante per la pulizia dei radicali liberi, la diminuzione dello stress ossidativo dei macrofagi e la prevenzione della perossidazione dei lipidi negli animali, nonché l'aumento della capacità antiossidante del plasma. *Middha et al. (2016) e Mahesar et al. (2019)* hanno riferito che la buccia della Punica è ricca di diversi antiossidanti come la pelargonidina-3-glucoside, la rutina e la quercetina. La riduzione del livello di MDA e l'aumento degli enzimi antiossidanti sarebbero dovuti a questi antiossidanti. Precedenti analisi fitochimiche hanno indicato un elevato contenuto di polifenolo totale nell'estratto di PGP, che potrebbe essere correlato agli effetti antidiabetici e antiperossidativi delle bucce.

Al contrario, *Salwe et al. (2015)* hanno trovato che il trattamento con 200 mg / kg ha causato un notevole aumento dell'attività del CAT nei ratti diabetici a causa dell'effetto antiossidante dell'estratto di buccia di Punica a causa della presenza di sostanze fitochimiche come alcaloidi, flavonoidi, saponine e tannini. La buccia di Punica granatum ha il contenuto più antiossidante seguito dal fiore, foglie e semi. Inoltre, *Afreen et al. (2015)* hanno sostenuto che dato estratto di buccia di Punica granatum (600 mg / kg) 3 settimane non ha prodotto alcun miglioramento dell'attività del livello di SOD e MDA, questo può essere dovuto al diverso metodo di preparazione dell'estratto.

III- Effetti della sitagliptina su diversi parametri

Sul peso corporeo, HbA1c e glucosio a digiuno nel siero:

Il trattamento con sitagliptina ha causato un cambiamento insignificante del peso corporeo e una significativa diminuzione dell'HA1c e del glucosio a digiuno nel siero rispetto al gruppo di controllo diabetico. Tuttavia, il livello di HbA1c è tornato quasi di nuovo ai gruppi tampone di controllo e di controllo, mentre il peso corporeo era ancora significativamente più basso rispetto ai gruppi tampone di controllo e di controllo e il SFBG è rimasto significativamente più alto rispetto ai gruppi tampone di controllo e di controllo.

Secondo quanto riferito da *Ramírez et al. (2018)* e *Samaha et al. (2019), la* sitagliptina ha causato una diminuzione del livello di glucosio e del livello di HbA1c da parte di *Ren et al. (2019)*. Inoltre, la sitagliptina non ha causato alcun effetto sul peso corporeo dei ratti diabetici *Marques et al. (2019)*.

Jameshorani et al., e Tsurutani et al. (2017) e Ramírez et al. (2018) hanno dichiarato che il Sitagliptin è un inibitore del DPP-IV. Gli inibitori DPP-IV migliorano il metabolismo delglucosio inducendo gli ormoni incretini che stimolano la secrezione di insulina risultati dall'attivazione del GLP-1R nel pancreas, inoltre, GLP-1 può influenzare le cellule alfa pancreatiche e inibire la secrezione di glucagone in modo dipendente dal glucosio, migliorando così il controllo glicemico con un minor rischio di ipoglicemia. L'inibizione della DPP-IV impedisce l'inattivazione degli ormoni incretini (GIP e GLP-1) *Andersen et al. (2018)*. L'inibizione dell'attività intestinale DPP-IV, aumenta l'attivazione indotta dalla BPL-1 anche dei nervi autonomi

come alti livelli di portale GLP-1 che sopprimono la produzione di glucosio endogeno; inibizione dell'attività dell'isolotto pancreatico DPP-IV, che aumenta l'attività dell'isolotto prodotto dalle cellule dell'isolotto GLP-1 che stimola direttamente l'insulina *Muskiet et al. (2017)*.

Recentemente *Samaha et al. (2019)* hanno confermato la capacità della sitagliptina di preservare l'integrità delle isole β migliorando la differenziazione e la proliferazione delle cellule β pancreatiche inibendo la loro apoptosi e la sua capacità di preservare la secrezione di insulina.

Contrariamente ai nostri risultati, è stato riportato che il sitagliptin non ha alcun effetto su SFBG e HbA1c da *Marques et al. (2019)*.

Sulle funzioni renali:

La somministrazione di sitagliptina ha causato una significativa diminuzione dei livelli di urea nel siero, BUN, creatinina e 24 ore di proteine urinarie rispetto al gruppo di controllo del diabete. Tuttavia, i livelli di urea, BUN, creatinina e 24 ore di proteine urinarie sono rimasti significativamente più alti rispetto ai gruppi di controllo e tampone di controllo.

Cambiamenti simili sono stati registrati da *Marques et al. (2014) e Ali et al. (2016),* dove la somministrazione di sitagliptina ha causato una significativa diminuzione del livello di urea rispetto al gruppo diabetico. Inoltre, *Wang et al. (2018) e Xu & Ren (2019) hanno* rilevato che la somministrazione di sitagliptina ha causato una significativa diminuzione del BUN e della creatinina rispetto al gruppo diabetico. *Wang et al. (2018)* hanno riportato una significativa diminuzione nelle 24 ore del livello di proteine urinarie nei ratti trattati con sitagliptina rispetto al gruppo di controllo diabetico.

Il primo ritrovamento è supportato dal quadro istopatologico, dove le sezioni renali dei ratti trattati con sitagliptina hanno mostrato un miglioramento degli spazi glomerulari e della maggior parte dei tubuli rispetto al gruppo diabetico, ma alcuni tubuli sono ancora dilatati e altri ancora degenerati (Figg.21A &B).

I risultati istopatologici sono stati in coerenza con lo studio di *Marques et al. (2014)* che hanno trovato che la sitagliptina sopprime la perossidazione lipidica nel rene e migliora le lesioni renali glomerulari, tubulointerstiziali e vascolari ciò che è stato dimostrato nei ratti diabetici e con *Wang et al. (2019)* che hanno trovato che i cambiamenti morfologici e l'infiltrazione delle cellule infiammatorie sono stati ridotti nei ratti diabetici trattati con sitagliptina.

Ali et al. (2016) ipotizzano che la riduzione significativa osservata dei lipidi circolanti abbia portato all'attenuazione delle lesioni renali nei ratti diabetici trattati con sitagliptina. Questo è come l'aumento dei livelli di insulina da sitagliptina può inibire l'attività della lipasi sensibile agli ormoni del tessuto adiposo e, a sua volta, il rilascio di acidi grassi del tessuto adiposo. Inoltre, l'insulina e l'aumento del peptide insulinotropico dipendente dal glucosio (GIP) indotta dall'inibizione della DPP-IV può migliorare la riesterificazione degli acidi grassi del tessuto adiposo e quindi, aumentare il deposito di TGs del tessuto adiposo. Il legame dell'iperlipidemia con la lesione renale e la progressione della fibrogenesi renale è stato ben documentato; i lipidi possono modulare la progressione delle malattie renali croniche e possono anche essere fattori primari nella patogenesi della lesione del tessuto renale. Inoltre, gli effetti sinergici di iperlipidemia e iperglicemia sullo sviluppo di lesioni renali sono stati recentemente osservati in diversi modelli animali.

Kim (2017) ha riferito che gli inibitori DPP-IV esercitano effetti renoprotettivi attraverso meccanismi antiossidanti e antinfiammatori. Inoltre, potrebbe essere associato all'attenuazione della lesione da podocyte *Qiu et al. (2018).*

La sitagliptina ha mostrato un potente potenziale terapeutico nel prevenire la progressione del DN bloccando il fattore di crescita trasformante -β1/Smad3 - la fibrosi renale mediata e la regolazione dell'inibitore Smad7, che forniscono la base del trattamento per i pazienti con DN *Wang et al. (2018).*

La presenza dell'ormone incretino GLP-1 e del suo recettore (GLP-1R) nei reni ha un ruolo nella modulazione della funzione renale *(Jensen et al., 2015).* Esso è anche implicato nell'alterazione del tono vascolare, natriuretico e delle proprietà diuretiche nel rene *(Salles et al., 2015). La* stimolazione del GLP-1R nei vasi sanguigni provoca il rilassamento della muscolatura liscia e l'aumento del flusso sanguigno renale *(Mulvihill e Drucker, 2014).*

La localizzazione di GLP-1R nelle cellule endoteliali e nei tubuli renali prossimali ha un ruolo nella regolazione della composizione dell'urina *(Mega et al., 2017). L'*attivazione di GLP-1R è stata associata all'inattivazione di NHE3 nel tubulo prossimale *(Thomson e Vallon, 2018)* che provoca la natriuresi *(Tsimihodimos ed Elisaf, 2018)* e la perdita di acqua, e l'abbassamento della pressione sanguigna *(Von Websky et al., 2014)*, poiché l'azione di NHE3 rappresenta la maggior parte della ricaptazione del sodio che segue la filtrazione glomerulare *(Packer, 2018)*.

In T2DM, DPP-IV è up regolato in glomeruli di pazienti con DN, essendo implicato nella riduzione del tempo di dimezzamento della GLP-1 nel rene e alterando le sue proprietà natriuretiche e diuretiche *(Hasan e Hocher, 2017)*. La sitagliptina riduce l'albuminuria *Hattori (2011)* attraverso il controllo della glicemia *(Liu et al., 2018)*. Gli agenti a base di incretina hanno dimostrato di ridurre l'albuminuria inibendo il riassorbimento del sodio tubulare renale e i successivi aumenti della pressione glomerulare *Kim e Park (2017)*. Gli studi sperimentali che utilizzano vari modelli diabetici suggeriscono che le incretine proteggono l'endotelio vascolare da lesioni legandosi ai recettori del peptide 1 simili al glucagone, migliorando così lo stress ossidativo e la risposta infiammatoria locale, che riduce l'albuminuria *(Chen et al., 2018)*. Inoltre, l'inibizione del sistema renina-angiotensina (RAS) da sitagliptina ha dimostrato di essere efficace nel ridurre l'albuminuria e limitare la progressione della nefropatia diabetica *(Scheen e Delanaye, 2017)*.

Al contrario, *Kröller-Schön et al. (2012)* hanno riferito che la sitagliptina non ha alcun effetto sul livello di creatinina. Inoltre, *Olurishe et al. (2017) hanno* riferito che la sitagliptina non ha alcun effetto sul livello di urea. Ed è stato riportato che la sitagliptina non ha effetto sul livello di BUN da *Marques et al. (2019)*. Ciò può essere probabilmente correlato alle concentrazioni urinarie estremamente elevate che risultano dalla rapida eliminazione renale del farmaco, come si è visto nei roditori.

Su marcatori di stress infiammatorio e ossidativo nel tessuto renale:

La somministrazione di sitagliptina ha mostrato un'attività antiossidante sotto forma di una significativa diminuzione del TNF-α & MDA e un significativo aumento dei livelli di GSH & SOD rispetto al gruppo di controllo del diabete, mentre i livelli renali di TNF-α & MDA sono rimasti significativamente più alti rispetto ai gruppi tampone di controllo e di controllo, tuttavia i livelli renali di GSH & SOD sono rimasti significativamente più bassi rispetto ai gruppi tampone di controllo e di controllo. Per quanto riguarda il livello CAT, è stato osservato un cambiamento insignificante rispetto al gruppo diabetico, ma è tornato ai gruppi tampone di controllo e di controllo.

In conformità con questi risultati, *Marques et al. (2014) e Maheshwari et al. (2017)* hanno riferito che la sitagliptina ha causato una significativa diminuzione del livello di TNF-α rispetto al gruppo diabetico. Inoltre, *Ali et al. (2016)* hanno riscontrato che la somministrazione di sitagliptina ha causato una significativa diminuzione del MDA. Cambiamenti simili sono stati registrati da *Marques et al. (2019)* dove la somministrazione di sitagliptina ha causato un aumento significativo dei livelli di GSH & SOD rispetto al gruppo diabetico.

Il trattamento con sitagliptina ha diminuito l'espressione dei geni proinfiammatori delle citochine come il TNF-α nel rene del ratto diabetico *Lee e Jun (2016)*.

Lo stress ossidativo e l'infiammazione giocano un ruolo di primo piano nell'evoluzione della nefropatia diabetica. Gli inibitori dipeptidil peptidase-IV attenuano lo stress ossidativo, diminuiscono il numero delle cellule infiammatorie che si infiltrano nel rene diabetico e riducono i livelli dei marcatori sierici infiammatori *(Higashijima et al., 2015 e Birnbaum et al., 2016)*. Gli inibitori DPP-IV proteggono il rene contro il danno da ischemia-reperfusione *Glorie et al. (2012)*. Questa protezione è stata associata a cambiamenti antiapoptotici, immunologici e antiossidanti *(Emam et al., 2015)*.

Abdelrahman (2017) e Tomovic et al. (2019) hanno dichiarato gli effetti protettivi della sitagliptina in termini di attenuazione dell'infiammazione e dello stress ossidativo. La sitagliptina ha soppresso l'attivazione di NF-κB e la proliferazione. La soppressione dell'attivazione di NF-κB può causare una notevole riduzione della produzione di citochine proinfiammatorie come il TNF-α e la protezione dei tessuti da lesioni.

DPP-IV inibizione up regola la produzione di adenosina monofosfato renale ciclico (cAMP) elevando il fattore 1a, derivato da cellule stromali circolatorie. Un altro meccanismo suggerito è che l'inibizione della DPP-IV eleva il peptide-1 simile al glucagone attivo, che è noto per regolare il cAMP. Aumento cAMP ha effetti antiossidanti e riduce il ROS, che sono considerati una delle principali cause di nefropatia diabetica *Kim et al. (2016)*.

Recentemente *Tomovic et al. (2019)* hanno riferito che la sitagliptina ha abbassato l'elevata attività della mieloperossidasi (MPO), un enzima che avvia la formazione di acido ipocloroso catalizzatore di lesioni ossidative, impedendo la generazione di ROS. Inoltre, l'acido ipocloroso provoca l'ossidazione di altre molecole come proteine, aminoacidi, carboidrati, acidi nucleici e lipidi, espandendo il danno al tessuto renale, quindi l'inibizione dell'attività MPO da parte del trattamento con sitagliptina provoca una ridotta perossidazione dei lipidi e quindi un minore accumulo di MDA. La sitagliptina ha indotto l'espressione di enzimi antiossidanti come SOD e ha soppresso la perossidazione lipidica attraverso l'aumento dei livelli di GLP-1 e la successiva attivazione dei recettori GLP-1 nel rene.

La capacità antiossidante della sitagliptina attribuita al potenziamento dell'attività del fattore nucleare eritroide 2 correlato al fattore 2 che induce di conseguenza numerosi enzimi antiossidanti e in definitiva protegge le cellule contro lo stress ossidativo *Abo-Haded et al. (2017).* *La* sitagliptina esercita un effetto protettivo diretto, attraverso la modulazione della risposta antiossidante nel rene diabetico. Inibendo l'attività DPP-IV, la sitagliptina aumenta i livelli di GSH renale e l'attività enzimatica di CAT e SOD, suggerendo così un ruolo antiossidante per la sitagliptina *Marques et al. (2019). Si è* detto che la sitagliptina potrebbe ridurre la generazione di superossido attraverso lo scavenging diretto del ROS *Civantos et al. (2017).*

In contrasto con i risultati attuali, *Maheshwari et al. (2017)* hanno riferito che la sitagliptina ha causato l'innalzamento dell'attività della CAT. Questo a causa dell'attività antiossidante della sitagliptina, in quanto è stato in grado di ridurre la generazione di ROS nei ratti con diabete indotto da STZ. La sitagliptina può esercitare un effetto protettivo diretto, possibilmente attraverso la modulazione della risposta antiossidante nel rene diabetico. Inibendo l'attività DPP-IV, la sitagliptina aumenta l'attività enzimatica renale del CAT *(Marques et al., 2019).*

IV- Effetti di Punica granatum &sitagliptin su diversi parametri

Non ci sono stati studi precedenti che abbiano discusso l'effetto della combinazione di Punica granatum e sitagliptin. Pertanto, i risultati ottenuti riflettono l'azione cumulativa di Punica granatum e sitagliptin con il loro meccanismo di azione di base discusso in precedenza.

Sul peso corporeo, HbA1c e glucosio a digiuno nel siero:

La co-somministrazione di Punica granatum e sitagliptina ha causato un significativo aumento del peso corporeo rispetto al gruppo di controllo del diabete. Il peso corporeo è tornato quasi di nuovo ai gruppi di controllo e ai gruppi tampone di controllo.

La somministrazione concomitante di Punica granatum e sitagliptin ha mostrato una significativa diminuzione di HbA1c e SFBG rispetto al gruppo di controllo del diabete. HbA1c e SFBG sono tornati quasi di nuovo ai gruppi di controllo e ai gruppi tampone di controllo.

Sulle funzioni renali:

La combinazione di Punica granatum e sitagliptina ha portato ad una significativa diminuzione dei livelli di urea sierica, BUN e creatinina rispetto al gruppo di controllo del diabete. Il BUN del siero e la creatinina sono tornati quasi di nuovo ai gruppi tampone di controllo e di controllo, mentre l'urea sierica è rimasta significativamente più alta rispetto ai gruppi tampone di controllo e di controllo.

La somministrazione concomitante di Punica granatum e sitagliptina ha causato una significativa diminuzione della proteina totale rispetto al gruppo di controllo del diabete, mentre la proteina totale è rimasta significativamente più elevata rispetto ai gruppi di controllo e ai gruppi tampone di controllo.

La co-somministrazione di Punica granatum e sitagliptina ha indotto il miglior miglioramento dei risultati istopatologici dei tessuti renali. Il quadro istopatologico del rene tende ad essere normale. Tuttavia, alcuni tubuli renali hanno ancora il citoplasma vacuolato (Figg. 22 A e B).

Su marcatori di stress infiammatorio e ossidativo nel tessuto renale:

La somministrazione concomitante di Punica granatum e sitagliptina ha causato una significativa diminuzione del TNFα rispetto al gruppo di controllo del diabete, mentre il TNFα è rimasto significativamente più elevato rispetto ai gruppi di controllo e ai gruppi tampone di controllo.

La combinazione di Punica granatum e sitagliptin ha causato una significativa diminuzione della MDA e un significativo aumento di GSH, CAT e SOD rispetto al gruppo diabetico di controllo. La CAT renale è tornata ai gruppi tampone di controllo e di controllo e il GSH renale è tornato al gruppo tampone di controllo, mentre la MDA renale e la SOD sono rimaste significativamente più alte e più basse rispettivamente rispetto ai gruppi tampone di controllo e ai gruppi tampone di controllo. Il GSH è rimasto significativamente più basso di quello del gruppo di controllo.

SOMMARIO

Questo studio mirava a studiare l'effetto nefroprotettivo della frazione ricca di flavonoidi della punica granatum peels e/o sitagliptina nella streptozotocina - nicotinamide indotta dalla nefropatia diabetica precoce.

Lo studio attuale è stato eseguito su 60 ratti maschi adulti albini. Il loro peso corporeo variava da 200 a 250 grammi. Sono stati divisi in 6 gruppi uguali ciascuno e sottoposti ai seguenti regimi per 6 settimane:

- **Gruppo I (Gruppo di controllo normale):** Ricevuto chow di ratto ordinario.

- **Gruppo II (Gruppo di buffer di controllo del citrato):** Ricevuto chow ratto ordinario e sono stati iniettati i.p con tampone citrato di sodio pH4,5 (veicolo di STZ).

- **Gruppo III (gruppo diabetici):** I ratti hanno ricevuto chow ratto ordinario e sono stati iniettati con streptozotocina i.p (dose: 45 mg / kg di peso corporeo) disciolto in tampone citrato di pH 4,5, 15 min dopo la somministrazione i.p di nicotinammide disciolto in soluzione fisiologica normale (110 mg / kg di peso corporeo) per indurre il diabete di tipo 2 e utilizzato come gruppo di controllo diabetico.

- **Gruppo IV (gruppo di estrazione delle bucce di granato di Diabetico più Punica granatum):** L'estratto di peeling di ratto e Punica granatum peels è iniziato una settimana dopo l'induzione del diabete di tipo 2 ad una dose di 200mg/kg/giorno.

- **Gruppo V (gruppo Diabetico più sitagliptin):** Ricevuto chow ratto ordinario e sitagliptin iniziato una settimana dopo l'induzione del diabete di tipo 2 ad una dose di 10mg/kg/giorno.

- **Gruppo VI (Diabetico trattato con sitagliptina ed estratto di bucce di Punica granatum):** L'estratto di buccia di sitagliptina e Punica granatum peels è iniziato una settimana dopo l'induzione del diabete di tipo 2 nello stesso regemin descritto sopra per i gruppi IV e V.

Alla fine del periodo sperimentale, i ratti sono stati messi in gabbia metabolica per 24 ore per raccogliere campioni di urina per rilevare il livello di proteine totali e il loro peso corporeo è stato misurato utilizzando una normale bilancia.

I ratti sono stati digiunati per 12 ore, poi sono stati prelevati campioni di sangue dal seno retro-orbitale utilizzando tubi capillari eparinizzati sotto anestesia etere leggero. Il sangue è stato raccolto in provetta EDITA per la valutazione del livello di emoglobina glicata (HbA1c) nel sangue intero e in provetta eppendorf per la misurazione di FSBG, urea, BUN e creatinina nel siero.

Dopo le raccolte di campioni, i ratti sono stati sacrificati dalla dislocazione cervicale. I reni sono stati asportati; il rene sinistro di ogni ratto è stato utilizzato per l'esame istopatologico e il rene destro è stato utilizzato per la misurazione di MDA, TNFα, GSH, CAT e SOD.

I risultati sono riassunti come segue:

I- **Somministrazione di streptozotocin-nicotinamide causata:** (se confrontata con il gruppo di controllo e il gruppo tampone di controllo)

- Significativa diminuzione del peso corporeo rispetto a G I o G II.

- Significativo aumento di HbA1c e SFBG rispetto a G I o G II.

- Aumento significativo di urea sierica, BUN e creatinina rispetto a G I o G II.

- Aumento significativo di TNFα renale, MDA e proteina totale nelle 24 ore di urina rispetto a G I o G II.

- Significativa diminuzione di GSH e SOD renale rispetto a G I o G II.

- Cambiamento di insignificanza nella CAT rispetto a G I o G II.

II- **Amministrazione di Punica granatum peel GIV causato:** (rispetto al gruppo diabetico, al gruppo di controllo e al gruppo tampone di controllo)

- Variazione insignificante del peso corporeo rispetto a G III. Il peso corporeo in G IV era ancora significativamente inferiore a quello di G I e G II.

- Significativa diminuzione di HbA1c rispetto a G III. Tuttavia HbA1c in G IV ha mostrato un cambiamento insignificante rispetto a G II. HbA1c in G IV era ancora significativamente più alto di quello di G I.

- Significativa diminuzione della SFBG rispetto a G III. La SFBG in G IV era ancora nettamente superiore a quella di G I e G II.

- Significativa diminuzione dell'urea sierica rispetto a G III. L'urea sierica in G IV era ancora significativamente superiore a quella di G I e G II.

- Significativa diminuzione del BUN sierico rispetto al G III. Il BUN del siero in G IV era ancora significativamente più alto di quello di G I e G II.

- Significativa diminuzione della creatinina sierica rispetto a G III. Mentre la creatinina sierica in G IV ha mostrato un cambiamento insignificante rispetto a G I e G II.

- Significativa diminuzione del TNFα renale rispetto a G III. Il TNFα in G IV era ancora significativamente più alto di quello di G I e G II.

- Significativa diminuzione della MDA renale rispetto a G III. La MDA in G IV era ancora significativamente più alta di quella di G I e G II.

- Significativo aumento del GSH renale rispetto al G III. La GSH in G IV era ancora significativamente inferiore a quella di G I e GII.

- Cambiamenti insignificanti nella TAC renale rispetto a G I, GII e GIII.

- Significativo aumento della SOD renale rispetto a G III. La SOD in G IV era ancora significativamente inferiore a quella di G I e GII.

- Significativa diminuzione della proteina totale in 24 ore di urina rispetto a G III. La proteina totale in 24 ore di urina in G IV era ancora significativamente superiore a quella di G I e G II.

III- **Amministrazione di sitagliptin G V causato:** (se confrontato con il gruppo diabetico, il gruppo di controllo e il gruppo tampone di controllo)

- Variazione insignificante del peso corporeo rispetto a G III. Il peso corporeo in G V era ancora significativamente inferiore a quello di G I e G II.

- Significativa diminuzione di HbA1c rispetto a G III. Tuttavia, HbA1c in G V ha mostrato un cambiamento insignificante rispetto a GI e G II.

- Significativa diminuzione della SFBG rispetto a G III. La SFBG in G V era ancora significativamente superiore a quella di GI e GII

- Significativa diminuzione dell'urea sierica rispetto a G III. L'urea sierica in G V era ancora significativamente superiore a quella di G I e G II.

- Significativa diminuzione del BUN sierico rispetto al G III. Il BUN del siero in G V era ancora significativamente più alto di quello di G I e G II.

- Significativa diminuzione della creatinina sierica rispetto a G III. La creatinina sierica in G V era ancora significativamente superiore a quella di G I e G II.

- Significativa diminuzione del TNFα renale rispetto a G III. Il TNFα in G V era ancora significativamente più alto di quello di G I e GII.

- Significativa diminuzione della MDA renale rispetto a G III. La MDA in G V era ancora significativamente più alta di quella di G I e GII.

- Significativo aumento del GSH renale rispetto al G III. GSH in G V era ancora significativamente inferiore a quella di G I e GII.

- Cambiamenti insignificanti nella TAC renale rispetto a G I, GII e GIII.

- Significativo aumento della SOD renale rispetto a G III. La SOD in G V era ancora significativamente inferiore a quella di G I e GII.

- Significativa diminuzione della proteina totale in 24 ore di urina rispetto a G III. La proteina totale in 24 ore di urina in G V era ancora significativamente superiore a quella di G I e GII.

IV- Co-amministrazione di Punica granatum e sitagliptin G VI causata: (rispetto al gruppo diabetico, al gruppo di controllo e al gruppo tampone di controllo)

- Aumento significativo del peso corporeo rispetto a G III. Mentre il peso corporeo in G VI ha mostrato un cambiamento insignificante rispetto a G I e G II.

- Significativa diminuzione di HbA1c rispetto a G III. Mentre HbA1c in G VI ha mostrato un cambiamento insignificante rispetto a G I e G II.

- Significativa diminuzione della SFBG rispetto a G III. Mentre la SFBG c in G VI ha mostrato un cambiamento insignificante rispetto a G I e G II.

- Significativa diminuzione dell'urea sierica rispetto a G III. L'urea sierica in G VI era ancora significativamente superiore a quella di G I e G II.

- Significativa diminuzione del siero BUN rispetto a G III. Mentre il BUN sierico in G VI ha mostrato un cambiamento insignificante rispetto a G I e G II.

- Significativa diminuzione della creatinina sierica rispetto a G III. Mentre la creatinina sierica in G VI ha mostrato un cambiamento insignificante rispetto a G I e G II.

- Significativa diminuzione del TNFα renale rispetto a G III. Il TNFα in G VI era ancora significativamente più alto di quello di G I e GII.

- Significativa diminuzione della MDA renale rispetto a G III. La MDA in G VI era ancora significativamente più alta di quella di G I e GII.

- Significativo aumento del GSH renale rispetto al G III. Il GSH in G VI era ancora significativamente inferiore a quello del GI, mentre il GSH in G VI mostrava un cambiamento insignificante rispetto a G II.

- Significativo aumento della TAC renale rispetto a G III. Mentre la TAC in G VI ha mostrato un cambiamento insignificante rispetto a G I e G II.

- Significativo aumento della SOD renale rispetto a G III. La SOD in G VI era ancora significativamente inferiore a quella di GI e G II.

- Significativa diminuzione della proteina totale in 24 ore di urina rispetto a G III. La proteina totale in 24 ore di urina in G VI era ancora significativamente superiore a quella di G I e GII.

CONCLUSIONI E RACCOMANDAZIONI

Dal presente studio si conclude che:

➢ Ratti iniettati con streptozotocin-nicotinamide sono un buon modello per studiare il T2DM.

➢ Somministrazione di streptozotocin-nicotinamide indotta da stress ossidativo, infiammazione e iperglicemia.

➢ Lo stress ossidativo e l'infiammazione giocano un ruolo significativo nel diabete e nelle sue complicazioni. Portano a disturbi delle funzioni renali (urea sierica, BUN, creatinina e proteine totali nelle urine) e lesioni istopatologiche nelle sezioni renali.

➢ I problemi indotti da streptozotocin-nicotinamide sono stati notevolmente migliorati dalla sitagliptina e/o dall'estratto di bucce di Punica granatum.

➢ Il miglioramento è dovuto all'azione antidiabetica, antinfiammatoria e antiossidante della sitagliptina e dell'estratto di bucce di Punica granatum.

➢ Il risultato del presente studio ha dimostrato che la combinazione di Punica granatum e sitagliptin rispetto alla monoterapia ha effetti rinotettivi migliori nei ratti diabetici.

➢ Tuttavia, la somministrazione concomitante di Punica granatum insieme alla sitagliptina non solo ha attenuato l'omeostasi del glucosio, ma ha anche mostrato un significativo miglioramento del peso corporeo, delle funzioni renali (urea sierica, BUN, creatinina e proteine totali nelle urine) e dei marcatori di stress infiammatorio e ossidativo nel tessuto renale (TNFα, MDA, GSH, CAT e SOD).

> I risultati ottenuti dallo studio istopatologico hanno confermato che la somministrazione concomitante ha impedito danni ai reni, che hanno fornito un supporto strutturale per gli effetti di schermatura renale.

Quindi, si raccomanda che:

> L'estratto di buccia di punica granatum e i suoi principi attivi sono degni di ulteriori indagini in quanto sono sicuri, facilmente raccolti ed efficaci per i trattamenti del T2DM e delle sue complicanze (DN).

> Sono necessari ulteriori studi clinici per sostenere l'uso della sitagliptina e dell'estratto di bucce di Punica granatum come agenti preventivi o terapeutici nei pazienti con DM.

> Si raccomanda di effettuare uno studio comparativo tra la sitagliptina e l'estratto di bucce di Punica granatum con altri farmaci antidiabetici (ad esempio, Metformina) in uno studio futuro, sia per i benefici che per gli effetti collaterali.

RIFERIMENTI

Abdelrahman, R.S. (2017): La sitagliptina esercita un effetto antiapoptotico nella nefrotossicità indotta dal cisplatino nei ratti. Archivio di farmacologia di Naunyn-Schmiedeberg, 390(7), pp.721-731.

Abid, M., Yaich, H., Cheikhrouhou, S., Khemakhem, I., Bouaziz, M., Attia, H. e Ayadi, M.A. (2017): Proprietà antiossidanti e caratterizzazione del profilo fenolico da parte di LC-MS/MS delle scorze di melograno tunisine selezionate. Journal of food science and technology, 54(9), pp.2890-2901.

Abo-Haded, H.M., Elkablawy, M.A., Al-Johani, Z., Al-ahmadi, O. e El-Agamy, D.S. (2017): Effetto epatoprotettivo della sitagliptina contro la tossicità epatica indotta dal metotrexate. PloS uno, 12(3), p.e0174295.

Adams, S., Che, D., Qin, G., Farouk, M.H., Hailong, J. e Rui, H. (2019): Novella biosintesi, metabolismo e funzioni fisiologiche della l-omoarginina. Proteina corrente e scienza peptidica, 20(2), pp.184-193.

Adi, S. e Gerard-Gonzalez, A. (2018): Diabete Mellito di tipo 1: Una panoramica. Negli interventi nutrizionali e terapeutici per il diabete e la sindrome metabolica (pp. 3-13). Stampa accademica.

Aebi, H. (1984): Catalisi in vitro. Nei metodi in enzimologia (Vol. 105, pp. 121-126). Stampa accademica.

Afreen, S.A., Khan, M.M. e Ali, S.A. (2015): Effetto antidiabetico dell'estratto di buccia di Punica Granatum, dell'estratto di fiori di paniculata spilanthes e del selenio nel diabete indotto da streptozotocina. Rivista internazionale di ricerca farmaceutica e scienze affini, 4(2).

Afzal, M., Saleem, S., Singh, N., Kazmi, I., Khan, R., Nadeem, M.S., Zamzami, M.A., Al-Abbasi, F.A. e Anwar, F. (2018): Valutazione della difenidramina nel diabete mellito di tipo 2 indotto da talco nei ratti Wistar. Biomedicina e farmacoterapia, 97, pp.652-655.

Aggarwal, R., Kaur, K., Suri, M. e Bagai, U. (2016): Potenziale antielmintico di Calotropis procera, Azadirachta indica e Punica granatum contro Gastrothylax indicus. Giornale delle malattie parassitarie, 40(4), pp.1230-1238.

Ahmad, M., Wazir, R., Anwar, R., Kamran, S.H., Mobasher, A. e Akhtar, U. (2017): Attività profilattica e protettiva dell'estratto grezzo e metanolico di Punica granatum Peel contro la nefrotossicità indotta dalla gentamicina. Journal of Pharmaceutical Research International, pp.1-7.

Ahmed, A.T., Belal, S.K. e Salem, A.G.E. (2014): Effetto protettivo dell'estratto di buccia di melograno contro i cambiamenti istopatologici renali indotti dal diabete nei ratti albini. IOSR-JDMS, 13(10), pp.94-105.

Ahrén, B. (2007): Inibitori della dipeptidina peptidase-4: dati clinici e implicazioni cliniche. Cura del diabete, 30(6), pp.1344-1350.

Akhtar, S., Ismail, T. e Layla, A. (2019): Molecole bioattive del melograno e benefici per la salute. Molecole bioattive negli alimenti, pp.1253-1279.

Akimoladun, A.C., Farombi, E.O. e Oguntibeju, O.O. (2014): I botanici antidiabetici e i loro potenziali benefici nella gestione del diabete mellito. Intech Open.

Alam, M.M., Iqbal, S. e Naseem, I. (2015): Effetto migliorativo della riboflavina su iperglicemia, stress ossidativo e danni al DNA nei topi diabetici di tipo 2: Strategie meccanicistiche e terapeutiche. Archivio di biochimica e biofisica, 584, pp.10-19.

Al-Attar, A.M. e Alsalmi, F.A. (2019): Effetto dell'estratto di foglie di Olea europaea sul diabete indotto da streptozotocina nei ratti maschi albini. Rivista saudita di scienze biologiche,26(1),p118-128

Alexiadou, K., Anyiam, O. e Tan, T. (2019): Rompere la combinazione: Ormoni intestinali per il trattamento dell'obesità e del diabete. Journal of neuroendocrinology, 31(5), p.e12664.

Alexopoulou, O., Bex, M., Kamenicky, P., Mvoula, A.B., Chanson, P. e Maiter, D. (2014): Prevalenza e fattori di rischio di una ridotta tolleranza al glucosio e diabete mellito alla diagnosi di acromegalia: uno studio su 148 pazienti. Ipofisi, 17(1), pp.81-89.

Al-Gubory, K.H., Blachier, F., F., Faure, P. e Garrel, C. (2016): L'estratto di buccia di melograno diminuisce la perossidazione dei lipidi dell'intestino tenue migliorando l'attività dei principali enzimi antiossidanti. Journal of the science of food and agriculture, 96(10), pp.3462-3468.

Ali, B., Marwa, F. e Atia, N.N. (2018): Metodi spettrofluorimetrici sensibili per la determinazione del fosfato di sitagliptina, inibitore del peptidase-4 dipeptidilico, in compresse farmaceutiche e urine umane drogate. Analisi farmaceutiche attuali, 14(5), pp.483-490.

Ali, S.M., Khalifa, H. e Mostafa, D.K. (2016): La soppressione del fattore di crescita del tessuto connettivo media l'effetto renoprotettivo della Sitagliptina piuttosto che del Pioglitazone nel diabete mellito di tipo 2. Scienze della vita, 153, pp.180-187.

Almalki, D.A., Alghamdi, S.A. e Al-Attar, A.M. (2019): Studio comparativo sull'influenza di alcune piante medicinali sul diabete indotto dalla streptozotocina nei ratti maschi. Ricerca BioMed internazionale, 2019.

Al-Megrin, W.A. (2016): Efficacia dell'estratto di buccia di melograno (punica granatum) contro l'imenolepis nana nei topi infetti. Bioscienze biotecnologia ricerca Asia, 13(1), pp.103-108.

Alotaibi, M.R., Fatani, A.J., Almnaizel, A.T., Ahmed, M.M., Abuohashish, H.M. e Al-Rejaie, S.S. (2019): Valutazione in vivo degli effetti combinati di glibenclamide e losartan nei ratti diabetici. Medical Principles and Practice, 28(2), pp.178-185.

1. **Associazione americana del diabete (2018):** 2. Classificazione e diagnosi del diabete: standard di assistenza medica nel diabete-2018. Cura del diabete, 41(Supplemento 1), pp.S13-S27.

Società Americana della Salute (2019): Farmacisti del sistema. U.S.National Library of Medicine.Sitagliptin 2019.

Amri, Z., Zaouay, F., Lazreg-Aref, H., Soltana, H., Mneri, A., Marte, M. e Hammami, M. (2018): Contenuto fitochimico, composizione in acidi grassi e potenziale antiossidante di diverse parti di melograno: confronto tra varietà commestibili e non commestibili coltivate in Tunisia. Rivista internazionale di macromolecole biologiche, 104, pp.274-280.

Andersen, A., Lund, A., Knop, F.K. e Vilsbøll, T. (2018): Glucagone-come peptide 1 in salute e malattia. Nature Reviews Endocrinology, 14(7), p.390.

Anık, A., Çatlı, G., Abacı, A. e Böber, E. (2015): Diabete maturo dei giovani (MODY): un aggiornamento. Journal of Pediatric Endocrinology and Metabolism, 28(3-4), pp.251-263.

Animaw, Z., Worku, A. e Muche, A. (2018): Origini, destinazioni e varianti dell'arteria renale: Studio cadaverico nella popolazione etiope. International Journal of Anatomical Variations, 11(1).

Ankita, P., Deepti, B. e Nilam, M. (2015): La frazione ricca di flavonoidi della Punica granatum migliora la nefropatia diabetica precoce migliorando la proteinuria e l'omeostasi del glucosio disturbata negli animali da esperimento. Biologia farmaceutica, 53(1), pp.61-71.

Arruda-Junior, D.F., Martins, F.L., Dariolli, R., Jensen, L., Antonio, E.L., dos Santos, L., Tucci, P.J. e Girardi, A.C. (2016): L'inibizione della dipeptidina peptidasi IV ha effetti rinotettivi nei ratti con insufficienza cardiaca accertata. Frontiere in fisiologia, 7, p.293.

Ashraf, H., Heidari, R. e Nejati, V. (2014): Effetti antiiperglicemici e antiiperlipidemici dell'estratto acquoso di frutta di Berberis integerrima Bge. nei ratti diabetici indotti da streptozotocina. Rivista iraniana di ricerca farmaceutica: IJPR, 13(4), p.1313.

Asmat, U., Abad, K. e Ismail, K. (2016): Diabete mellito e stress ossidativo - una revisione concisa. Saudi Pharmaceutical Journal, 24(5), pp.547-553.

Asokan, S.M., Wang, R.Y., Hung, T.H. e Lin, W.T. (2019): Effetti epato-protettivi di Glossogyne tenuifolia nei ratti diabetici indotti da Streptozotocin-nicotinamide su una dieta ad alto contenuto di grassi. BMC medicina complementare e alternativa, 19(1), p.117.

Atrahimovich, D., Samson, A.O., Khattib, A., Vaya, J. e Khatib, S. (2018): Punicalagin diminuisce i livelli di glucosio nel siero e aumenta l'attività PON1 e i valori anti-infiammatori HDL in topi Balb/c alimentati con una dieta ad alto contenuto di grassi. Medicina ossidativa e longevità cellulare, 2018.

Ayala, A., Muñoz, M.F. e Argüelles, S. (2014): Perossidazione dei lipidi: produzione, metabolismo e meccanismi di segnalazione di malondialdeide e 4-idrossi-2-nonenal. Medicina ossidativa e longevità cellulare, 2014.

Bahmanzadeh, M., Goodarzi, M.T., Rezaei Farimani, A., Fathi, N. e Alizadeh, Z. (2019): L'integrazione di resveratrolo migliora l'integrità del DNA e dei parametri dello sperma nei ratti diabetici di tipo 2 indotti da streptozotocina e nicotinammide. Andrologia, p.e13313.

Bains, P., Kaur, M., Kaur, J. e Sharma, S. (2018): Nicotinamide: Meccanismo d'azione e indicazioni in dermatologia. Indian Journal of Dermatology, Venereology, and Leprology, 84(2), p.234.

Bakker, A.J. e Mücke, M. (2007): L'interferenza della mammopatia nei saggi di chimica clinica: meccanismi, individuazione e prevenzione. Clinical Chemical Laboratory Medicine, 45(9), pp.1240-1243.

Balakrishnan, B.B., Krishnasamy, K., Mayakrishnan, V. e Selvaraj, A. (2019): Moringa concanensis Nimmo estratti migliora iperglicemia-mediata stress ossidativo e upregulates PPARγ e GLUT4 espressione genica nel fegato e nel pancreas di streptozotocin-nicotinamide ratti diabetici indotti da streptozotocin-nicotinamide. Biomedicina e farmacoterapia, 112, p.108688.

Balamurugan, R., Duraipandiyan, V. e Ignacimuthu, S. (2011): Attività antidiabetica di γ-sitosterolo isolato da Lippia nodiflora L. in ratti diabetici indotti da streptozotocina. Rivista europea di farmacologia, 667(1-3), pp.410-418.

Bamanikar, S.A., Bamanikar, A.A. e Arora, A. (2016): Studio dell'urea sierica e della creatinina in pazienti diabetici e non diabetici in un ospedale universitario. The Journal of medical research, 2(1), pp.12-15.

Barmore, W. e Hughes, J. (2019): Fisiologia, Ciclo dell'urea. In StatPearls [Internet]. StatPearls Publishing.

Bassiri-Jahromi, S. (2018): Punica granatum (Melograno) attività di promozione della salute e prevenzione del cancro. Recensioni oncologiche, 12(1).

Batuman, V. (2018): Nefropatia diabetica.

Baynes, H.W. (2015): Classificazione, fisiopatologia, diagnosi e gestione del diabete mellito. J diabete metab, 6(5), pp.1-9.

Becker, B.K, Zhang, D., Soliman, R. e Pollock, D.M. (2019): Nervi autonomi e controllo circadiano della funzione renale. Neuroscienze autonome , 217,p.58-65

Bekir, J., Cazaux, S., Marte, M. e Bouajila, J. (2016): Attività in vitro anticolinesterasi e antiiperglicemica dei fiori estratti da sette varietà di melograno. Colture e prodotti industriali, 81, pp.176-179.

Beutler, E., Duron, O. e Kelly, MB. (1963): J. Lab Clin. Med. (1963), 61, 882.

Bhaskar, A. e Kumar, A. (2012): Effetto antiiperglicemico, antiossidante e ipolipidemico dell'estratto di fiore di Punica granatum L in ratti diabetici indotti da streptozotocina. Asian Pacific Journal of Tropical Biomedicine, 2(3), pp.S1764-S1769.

Bhat, V.R., Chianeh, Y.R., Udupa, P., Anushree, U. e Sheikh, S. (2018): Potenziale epatoprotettivo e rinoprotettivo dell'estratto acquoso di Bixa orellana su ratti diabetici indotti da streptozotocina. Biochem Pharmacol (Los Angel), 7(255), pp.2167-0501.

Bhutkar, M.A. e Bhise, S.B. (2011): Studi comparativi sull'attività antiossidante di alcune piante antidiabetiche. Research Journal of Pharmacy and Technology, 4(9), pp.1409-1412.

Bian, C., Zhang, C., Luo, T., Vyas, A., Chen, S.H., Liu, C., Kassab, M.A., Yang, Y., Kong, M. e Yu, X. (2019): Il NADP+ è un inibitore endogeno della PARP nella risposta al danno del DNA e nella soppressione del tumore. Comunicazioni della natura, 10(1), p.693.

Birgani, G.A., Ahangarpour, A., Khorsandi, L. e Moghaddam, H.F. (2018): Effetto antidiabetico dell'acido betulinico sul modello di topo maschio diabetico indotto da streptozotocina e nicotinammide. Giornale brasiliano di scienze farmaceutiche, 54(2).

Birnbaum, Y., Bajaj, M., Qian, J. e Ye, Y. (2016): L'inibizione della dipeptidina peptidase-4 da parte della saxagliptina previene l'infiammazione e le lesioni renali prendendo di mira l'infiammazione Nlrp3/ASC. BMJ Open Diabetes Research and Care, 4(1), p.e000227.

Bodnaruc, A.M., Prud'homme, D., Blanchet, R. e Giroux, I. (2016): Modulazione nutrizionale della secrezione endogena di peptide-1 glucago-simile al glucagone: una recensione. Nutrizione e metabolismo, 13(1), p.92.

Borikar, S.P., Kallewar, N.G., Mahapatra, D.K. e Dumore, N.G. (2018): La combinazione di polvere di fiori essiccati di Clitoria ternatea e Punica granatum ha dimostrato un analogo potenziale antiiperglicemico rispetto alla metformina standard: studio in vivo nei ratti Sprague Dawley. Journal of Applied Pharmaceutical Science, 8(11), pp.075-079.

Braidy, N., Berg, J., Clemente, J., Khorshidi, F., Poljak, A., Jayasena, T., Grant, R. e Sachdev, P. (2018): Ruolo della nicotinammide adenina dinucleotide e dei relativi precursori come bersagli terapeutici per le malattie degenerative legate all'età: razionalità, biochimica, farmacocinetica ed esiti. Antiossidanti e segnalazione redox, 30(2), pp.251-294.

Brennero, E. (2019). Anatomia delle vie urinarie superiore e inferiore. In neurourologia (pp. 3-15). Springer, Dordrecht.

Buffi, N., Cardone, P. e Lughezzani, G. (2018): Anatomia renale e fisiologia. In La gestione delle piccole masse renali (pp. 1-6). Springer, Cham.

Bus, P., Chua, J.S., Klessens, C.Q., Zandbergen, M., Wolterbeek, R., Van Kooten, C., Trouw, L.A., Bruijn, J.A. e Baelde, H.J. (2018): Attivazione di complemento nei pazienti con nefropatia diabetica. Rapporti internazionali sui reni, 3(2), pp.302-313.

Cangiotti, A.M. , Lorenzi, T., Zingaretti, M.C., Fabri, M. e Morroni, M. (2018): Estremità polarizzate delle cellule di Macula Densa umana: Indagine ultrastrutturale e correlazioni morfofunzionali. The Anatomical Record, 301(5), pp.922-931.

Capozzi, M.E., DiMarchi, R.D., Tschöp, M.H., Finan, B. e Campbell, J.E. (2018): Puntare il sistema incretino/glucagone con i triagonisti per curare il diabete. Revisioni endocrine, 39(5), pp.719-738.

Cappetta, D., Ciuffreda, L.P., Cozzolino, A., Esposito, G., Scavone, C., Sapio, L., Naviglio, S., D'Amario, D., Crea, F., Rossi, F. e Berrino, L. (2019): Dipeptidilo Peptidasi 4 L'inibizione migliora la malattia renale cronica in un modello di ipertensione dipendente dal sale. Medicina ossidativa e longevità cellulare, 2019.

Cara-Fuentes, G., Clapp, W.L., Johnson, R.J. e Garin, E.H. (2016): Patogenesi della proteinuria nella malattia idiopatica del cambiamento minimo: meccanismi molecolari. Nefrologia pediatrica, 31(12), pp.2179-2189.

Celik, I., Temur, A. e Isik, I. (2009): ruolo epatoprotettivo e capacità antiossidante dell'infusione di fiori di melograno (Punica granatum) contro l'acido tricloroacetico esposto nei ratti. Tossicologia alimentare e chimica, 47(1), pp.145-149.

Chakera, A.J., Steele, A.M., Gloyn, A.L., Shepherd, M.H., Shields, B., Ellard, S. e Hattersley, A.T. (2015): Riconoscimento e gestione di individui con iperglicemia a causa di una mutazione eterozigote della glucochinasi. Cura del diabete, 38(7), pp.1383-1392.

Chakraborty, M., Bagchi, B., Das, S., Basu, R. e Nandy, P. (2018): Una dose Dipendente attività epatoprotettiva e nefroprotettiva dell'olio di eucalipto su modello di topi diabetici indotti da Streptozotocina. Fitoscienza clinica, 4(1), p.10.

Chen, C.Y., Wu, V.C., Lin, C.J., Lin, C.S., Pan, C.F., Chen, H.H., Lin, Y.F., Huang, T.M., Chen, L., Wu, C.J. e Lai, T.S. (2018): Miglioramento della mortalità e della malattia renale allo stadio finale nei pazienti con diabete di tipo 2 dopo una lesione renale acuta a cui sono stati prescritti inibitori del peptidase-4 dipeptidilico. In Mayo Clinic Proceedings (Vol. 93, n. 12, pp. 1760-1774). Elsevier.

Cheng, Y., Liu, C., Cui, Y., Lv, T., Guo, Y., Liang, J. e Qian, H. (2019): Sporidiobolus pararoseus wall-broken powder migliora lo stress ossidativo nella nefropatia diabetica nei topi diabetici di tipo 2 attivando il percorso Nrf2/ARE. RSC avanza, 9(15), pp.8394-8403.

Chetan, M.R., Thrower, S.L. e Narendran, P. (2018): Cos'è il diabete di tipo 1?. La medicina.

Christoffersson, G., Rodriguez-Calvo, T. e von Herrath, M. (2016): Recenti progressi nella comprensione del diabete di tipo 1. F1000Ricerca, 5.

Civantos, E., Bosch, E., Ramirez, E., Zhenyukh, O., Egido, J., Lorenzo, O. e Mas, S. (2017): La sitagliptina migliora lo stress ossidativo nella nefropatia diabetica sperimentale diminuendo la via antiossidante miR-200a/Keap-1/Nrf2. Diabete, sindrome metabolica e obesità: obiettivi e terapia, 10, p.207.

Coimbra, T.M., Janssen, U., Gröne, H.J., Ostendorf, T., Kunter, U., Schmidt, H., Brabant, G. e Floege, J. (2000): I primi eventi che portano a lesioni renali in ratti obesi Zucker (grassi) con diabete di tipo II. Rene internazionale, 57(1), pp.167-182.

Crenshaw, A., Wilson, D., Hamilton, L. e Hamby, T. (2018): Le linee guida per il diabete in età adulta in gioventù (MODY) sarebbero utili nella pratica clinica?.

Cryer, P.E. (2006): Meccanismi di insufficienza simpatico-adrenale e ipoglicemia nel diabete. The Journal of clinical investigation, 116(6), pp.1470-1473.

Debjit, B., Harish, G., Pragati, B., Duraivel, S., Aravind, G. e Sampath Kumar, K.P. (2013): Gli usi medicinali della Punica granatum e i suoi benefici per la salute. J Pharmacogn&Phytochem. 2013; 1 (5): 28, 35.

Devlin, H. e Craven, R. (2018): Oxford Handbook of Integrated Dental Biosciences. Oxford University Press.

Dhungyal, B., Sharma, C. e Jha, D.K. (2019): Effetto antiiperglicemico di foglie e infiorescenze di Girardinia eterofilla su ratti wistar albini di tipo II diabetici maschi indotti da Streptozotocin-nicotinamide. Journal of Pharmacognosy and Phytochemistry, 8(2), pp.1423-1426.

Dimitrioglou, N., Kanelli, M., Papageorgiou, E., Karatzas, T. e Hatziavramidis, D. (2019): Preparare la strada per il successo dell'incapsulamento dell'isolotto. La scoperta della droga oggi, 24 (3): p:737-748.

Dowlati, Y., Herrmann, N., Swardfager, W., Liu, H., Sham, L., Reim, E.K. e Lanctôt, K.L. (2010): Una meta-analisi delle citochine nella depressione maggiore. Psichiatria biologica, 67(5), pp.446-457.

Drucker, D.J. (2016): Concetti in evoluzione e rilevanza traslazionale della biologia cellulare enteroendocrina. The Journal of Clinical Endocrinology & Metabolism, 101(3), pp.778-786.

Du, L., Li, Li, J., Zhang, X., Wang, L., Zhang, W., Yang, M. e Hou, C. (2019): I polifenoli della buccia di melograno inibiscono l'infiammazione in RAW264 indotta da LPS. 7 macrofagi attraverso la soppressione dell'attivazione del percorso TLR4/NF-κB. Cibo e ricerca nutrizionale, 63.

Ekperikpe, U.S., Owolabi, O.J. e Olapeju, B.I. (2019): Effetti dell'estratto acquoso di semi di Parkia biglobosa su alcuni parametri biochimici, ematologici e istopatologici nei ratti diabetici indotti dalla streptozotocina. Giornale di etnofarmacologia, 228, pp.1-10.

Ekrikpo, U.E., Kengne, A.P., Bello, A.K., Effa, E.E., Noubiap, J.J., Salako, B.L., Rayner, B.L., Remuzzi, G. e Okpechi, I.G. (2018): Malattia renale cronica nella popolazione globale adulta infetta da HIV: Una revisione sistematica e una meta-analisi. PloS uno, 13(4), p.e0195443.

El Mageid, M.M.A., Salama, N.A., Saleh, M.A.M. e Abo-Taleb, H.M. (2016): Valutazione dell'antdiabetico, ipocolesterolemico del succo di melograno (Punica granatum L.), polvere di succo di melograno (Punica granatum L.) ed estratti di polvere di buccia nei ratti maschi albini. IOSR-JPBS, 11(6), pp.53-64.

El Sayed, A.S., Badawi, A.M. e Asmaa, M.T. (2014): L'effetto protettivo degli estratti di foglie di olivo e buccia di melograno sullo stress ossidativo e sui danni al fegato indotti dall'ossitetraciclina nei ratti albini. Egitto. J. Drug Res. Egitto, 35, pp.33-41.

Elbe, H., Vardi, N., Esrefoglu, M., Ates, B., Yologlu, S. e Taskapan, C. (2015): Miglioramento della nefropatia diabetica indotta da streptozotocina da melatonina, quercetina e resveratrolo nei ratti. Tossicologia umana e sperimentale, 34(1), pp.100-113.

El-Daly, A.A. (2016): L'estratto di buccia di melograno protegge la nefrotossicità indotta dal cadmio nei topi albini.

El-Hadary, A.E. e Ramadan, M.F. (2019): Profili fenolici, proprietà antiiperglicemiche, antiiperlipidemiche e antiossidanti dell'estratto di buccia di melograno (Punica granatum). Journal of Food Biochemistry, 43(4), p.e12803.

Elkotby, D., Hassan, A.K., Emad, R. e Bahgat, I. (2018): Cambiamenti istologici negli isolotti di Langerhans di pancreas nei ratti diabetici indotti dall'alloxan in seguito a trattamenti con veleno di api egiziane. International Journal of Pure and Applied Zoology, 6, pp.1-6.

Elnajjjar, M.M., Dawood, A.E.D., Salem, M.A., Kasemy, Z.A. e Nohman, O.T. (2016): Nefropatia diabetica tra i pazienti diabetici che frequentano l'ospedale generale El Mahalla. Journal of The Egyptian Society of Nephrology and Transplantation, 16(1), p.39.

Emam, H.T., Elgendy, F.S. e Madboly, A.G. (2015): Possibile effetto migliorativo della sitagliptina sulla nefrotossicità indotta dal cisplatino nei ratti albini.

Estil- les, E., Téllez, N., Nacher, M. e Montanya, E. (2018): Un modello per il trapianto di isolotto umano su topi diabetici immunodeficienti affetti da streptozotocina. Trapianto di cellule, 27(11), pp.1684-1691.

Fadini, G.P., Boscaro, E., Albiero, M., Menegazzo, L., Frison, V., De Kreutzenberg, S., Agostini, C., Tiengo, A. e Avogaro, A. (2010): Il dipeptidil peptidase-4 inibitore orale della sitagliptina aumenta le cellule progenitrici endoteliali in circolazione nei pazienti con diabete di tipo 2: possibile ruolo del fattore-1α di derivazione stromale. Cura del diabete, 33(7), pp.1607-1609.

Fallahzadeh, H., Ostovarfar, M. e Lotfi, M.H. (2019): Popolazione attribuibile al rischio di fattori di rischio per il diabete di tipo 2; metodi bayesiani. Diabete e sindrome metabolica: Ricerca clinica e recensioni, 13(2), pp.1365-1368.

Fernández-Millán, E., Ramos, S., Alvarez, C., Bravo, L., Goya, L. e Martín, M.Á. (2014): I metaboliti microbici fenolici migliorano la secrezione di insulina stimolata dal glucosio e proteggono le cellule beta pancreatiche dalla tossicità indotta dall'idroperossido di butile terz-butile attraverso le vie ERK e PKC. Tossicologia alimentare e chimica, 66, pp.245-253.

Ferraù, F. e Korbonits, M. (2018): La sindrome metabolica nei pazienti con sindrome di Cushing. Nella sindrome metabolica conseguente a disturbi endocrini (Vol. 49, pp. 85-103). Karger Editori.

Fogo, A.B., Cohen, A.H., Colvin, R.B., Jennette, J.C. e Alpers, C.E. (2014): Fondamenti di patologia renale. Berlino: Springer.

Fricker, R.A., Green, E.L., Jenkins, S.I. e Griffin, S.M. (2018): L'influenza della nicotinammide sulla salute e sulle malattie del sistema nervoso centrale. International Journal of Tryptophan Research, 11, p.1178646918776658.

Friedman, J.M. (2011): La leptina e la regolazione del peso corporeo. Il Keio journal of medicine, 60(1), pp.1-9.

Gao, W., Pu, L., Wei, J., Yao, Z., Wang, Y., Shi, T., Zhao, L., Jiao, C. e Guo, C. (2018): I parametri antiossidanti del siero sono significativamente aumentati nei pazienti con diabete mellito di tipo 2 dopo il consumo di propoli cinese: Uno studio controllato randomizzato basato sul livello di glucosio nel siero a digiuno. Terapia del diabete, 9(1), pp.101-111.

Garach, D., Pake, A., Chakraborty, M. e Kamath, J.V. (2012): Profilo fitochimico e farmacologico di Punica granatum: una panoramica. Intr Res J Pharm. 2013; 3 (2): 65, 68.

Garg, K., Tripathi, C.D. e Kumar, S. (2013): Revisione clinica della sitagliptina: un inibitore della DPP-4. Journal of the Association of Physicians of India, 61(9), pp.645-649.

Gasbjerg, L.S., Gabe, M.B.N., Hartmann, B., Christensen, M.B., Knop, F.K., Holst, J.J. e Rosenkilde, M.M. (2018): Antagonisti del recettore dei polipeptidi insulinotropi insulinotropi dipendenti dal glucosio (GIP) come agenti antidiabetici. Peptidi, 100, pp.173-181.

Ghasemi, A., Khalifi, S. e Jedi, S. (2014): Modello di ratto di diabete di tipo 2 indotto da streptozotocina e nicotinammide. Acta Physiologica Hungarica, 101(4), pp.408-420.

Ghavipour, M., Sotoudeh, G., Tavakoli, E., Mowla, K., Hasanzadeh, J. e Mazloom, Z. (2017): L'estratto di melograno allevia l'attività della malattia e alcuni biomarcatori ematici di infiammazione e stress ossidativo nei pazienti affetti da artrite reumatoide. European journal of clinical nutrition, 71(1), p.92.

Gheith, O., Farouk, N., Nampoory, N., Halim, M.A. e Al-Otaibi, T. (2016): Malattia renale diabetica: differenza mondiale di prevalenza e fattori di rischio. Journal of nephropharmacology, 5(1), p.49.

Giacco, F. e Brownlee, M. (2010): Stress ossidativo e complicazioni diabetiche. Ricerca sulla circolazione, 107(9), pp.1058-1070.

Glorie, L.L., Verhulst, A., Matheeussen, V., Baerts, L., Magielse, J., Hermans, N., d'Haese, P.C., De Meester, I. e De Beuf, A. (2012): L'inibizione della DPP4 migliora il risultato funzionale dopo una lesione da ischemia renale da riparazione. American Journal of Physiology-Renal Physiology, 303(5), pp.F681-F688.

Goli, F., Karimi, J., Khodadadi, I., Tayebinia, H., Kheiripour, N., Hashemnia, M. e Rahimi, R. (2019): La silimarina attenua l'espressione di ELMO-1 e KIM-1 e lo stress ossidativo nel rene dei ratti con diabete di tipo 2. Indian Journal of Clinical Biochemistry, 34(2), pp.172-179.

Goody, M.F. e Henry, C.A. (2018): Un bisogno di NAD+ nello sviluppo muscolare, omeostasi e invecchiamento. Muscolo scheletrico, 8(1), p.9.

Goud, B.J., Dwarakanath, V. e Chikka, B.K. (2015): Streptozotocina, un agente diabetogeno nei modelli animali. International Journal of Pharmacy & Pharmaceutical Research, 3(1), pp.253-269.

Goyal, R. e Jialal, I. (2019): Diabete mellito, tipo 2. In StatPearls [Internet]. StatPearls Publishing.

Gribble, F.M. e Reimann, F. (2019): Funzione e meccanismi delle cellule enteroendocrine e degli ormoni intestinali nel metabolismo. La natura esamina l'endocrinologia, p.1.

Gupta, A., Hong, Z., Li, S. e Bai, H.J. (2019): Ruolo della malattia renale cronica: Una rassegna di letteratura. Giornale di scienze sociali e umanistiche, pp.876-882.

Hafiz, T.A., Mubaraki, M.A., Al-Quraishy, S. e Dkhil, M.A. (2016): Il ruolo potenziale del trattamento con Punica granatum sul danno epatico indotto dalla malaria murina e dallo stress ossidativo. Ricerca parassitologica, 115(4), pp.1427-1433.

Haq Asif, A., Harsha, S., Hodalur Puttaswamy, N. e E Al-Dhubiab, B. (2018): Un efficace sistema di distribuzione di Sitagliptin utilizzando nanoparticelle mucoadesive ottimizzate. Scienze applicate, 8(6), p.861.

Hasan, A.A. e Hocher, B. (2017): Ruolo del peptidase-4 dipeptidase-4 solubile e legato alla membrana nella nefropatia diabetica. J Mol Endocrinolo, 59(1), pp.R1-R10.

Hasan, M.M., Ahmed, Q.U., Soad, S.Z.M. e Tunna, T.S. (2018): Modelli animali e prodotti naturali per studiare l'attività antidiabetica in vivo e in vitro. Biomedicina e farmacoterapia, 101, pp.833-841.

Haschek, W.M., Rousseaux, C.G., Wallig, M.A., Bolon, B. e Ochoa, R. eds. (2013): il manuale di patologia tossicologica di Haschek e Rousseaux. Stampa accademica.

Hasona, N.A.S.A., Qumani, M.A., Alghassab, T.A., Alghassab, M.A. e Alghabban, A.A. (2017): Proprietà miglioratrici dei semi di Trigonella foenum-graecum L. iraniano e degli estratti di buccia di Punica granatum L. nelle cavie diabetiche sperimentali indotte dalla streptozotocina. Asian Pacific Journal of Tropical Biomedicine, 7(3), pp.234-239.

Hattori, S. (2011): La sitagliptina riduce l'albuminuria nei pazienti con diabete di tipo 2 [Comunicazione rapida]. Diario endocrino, 58(1), pp.69-73.

Hendarto, H., Inoguchi, T., Maeda, Y., Ikeda, N., Zheng, J., Takei, R., Yokomizo, H., Hirata, E., Sonoda, N. e Takayanagi, R. (2012): GLP-1 liraglutide analogico protegge contro lo stress ossidativo e l'albuminuria nei ratti diabetici indotti da streptozotocina attraverso l'inibizione della proteina chinasi A-mediata della NAD renale (P) H ossidasi. Metabolismo, 61(10), pp.1422-1434.

Herman, G.A. , Bergman, A., Liu, F., Stevens, C., Wang, A.Q., Zeng, W., Chen, L., Snyder, K., Hilliard, D., Tanen, M. e Tanaka, W. (2006): Farmacocinetica ed effetti farmacodinamici della sitagliptina inibitore della DPP-4 per via orale in soggetti obesi di mezza età. The Journal of Clinical Pharmacology, 46(8), pp.876-886.

Herrera, P.M., Velez Van Meerbeke, A. e Bonnot, O. (2018): Disturbi psichiatrici secondari ai disturbi neurometabolici. Revista colombiana de psiquiatria, 47(4), pp.244-251.

Hershberger, K.A., Martin, A.S. e Hirschey, M.D. (2017): Ruolo delle sirtuine NAD+ e mitocondriali nelle malattie cardiache e renali. Nature Reviews Nephrology, 13(4), p.213.

Higashijima, Y., Tanaka, T., Yamaguchi, J., Tanaka, S. e Nangaku, M. (2015): Ruolo antinfiammatorio degli inibitori del DPP-4 in un modello non diabetico di lesione glomerulare. American Journal of Physiology-Renal Physiology, 308(8), pp.F878-F887.

Hong, Q., Zhang, L., Fu, J., Verghese, D.A., Chauhan, K., Nadkarni, G.N., Li, Z., Ju, W., Kretzler, M., Cai, G.Y. e Chen, X.M. (2019): LRG1 promuove la progressione della malattia del rene diabetico migliorando l'angiogenesi indotta da TGF-β-β. Journal of the American Society of Nephrology, 30(4), pp.546-562.

Hou, C., Zhang, W., Li, J., Du, L., L., Lv, O., Zhao, S. e Li, J. (2019): Effetti benefici del melograno sul metabolismo dei lipidi nei disturbi metabolici. Nutrizione molecolare e ricerca alimentare, p.1800773.

Huan, Y.A.N., Peng, K.J., Wang, Q.L., Gu, Z.Y., Lu, Y.Q., Jun, Z.H.A.O., Fang, X.U., Liu, Y.L., Ying, T.A.N.G., Deng, F.M. e Peng, Z.H.O.U. (2013): Effetto del gel di polifenolo a buccia di melograno sulla guarigione cutanea delle ferite nei ratti diabetici indotti dall'alloxan. Rivista medica cinese, 126(9), pp.1700-1706.

Hurtado, M.D. e Vella, A. (2018): Che cos'è il diabete di tipo 2?. La medicina.

Ibrahim, H.O., Osilesi, O., Adebawo, O.O., Onajobi, F.D., Karigidi, K.O. e Maometto, L.B. (2019): Effetti antidiabetici ed ematologici della dieta integrata di Chrysophyllum albidum su ratti diabetici indotti da streptozotocina. Journal of Applied Life Sciences International, pp.1-17.

Ibrahim, M.E.E.D. (2015): Effetti degli estratti di buccia di melograno e di cipolla sulla riduzione del peso e sul controllo del diabete nei ratti diabetici obesi. Egitto. J. di nutrizione e salute Vol. 10 No. 1.

Indu, R., Adhikari, A., Basak, P. e Sur, T.K. (2019): Effetto della terapia concomitante di anti-diabetici e ipolipidemici sui parametri biochimici e istologici nei modelli animali. Asian Journal of Pharmacy and Pharmacology, 5(4), pp.771-778.

Isaev, N.K., Genrikhs, E.E., Voronkov, D.N., Kapkaeva, M.R. e Stelmashook, E.V. (2018): La tossicità della streptozotocina in vitro dipende dalla maturità dei neuroni. Tossicologia e farmacologia applicata, 348, pp.99-104.

Iwata, J. e Nishikaze, O. (1979): Nuovo metodo micro-turbidimetrico per la determinazione delle proteine nel liquido cerebrospinale e nelle urine. Chimica clinica, 25(7), pp.1317-1319.

James Norman, M.D. (2016): L'importanza dell'insulina e del glucagone. Diabete e ipoglicemia, Endocrine Web [Internet].

Jameshorani, M., Sayari, S., Kiahashemi, N. e Motamed, N. (2017): Studio comparativo sull'aggiunta di pioglitazone o sitagliptina a pazienti con diabete mellito di tipo 2 non sufficientemente controllato con metformina. Rivista macedone di scienze mediche ad accesso libero, 5(7), p.955.

Jensen, E.P., Poulsen, S.S., Kissow, H., Holstein-Rathlou, N.H., Deacon, C.F., Jensen, B.L., Holst, J.J. e Sorensen, C.M. (2015): L'attivazione dei recettori GLP-1 sulle cellule muscolari lisce vascolari riduce la risposta auto-regolatoria nelle arteriole afferenti e aumenta il flusso sanguigno renale. American Journal of Physiology-Renal Physiology, 308(8), pp. F867-F877.

Jin, T. e Weng, J. (2016): Funzioni epatiche della BPL-1 e dei suoi farmaci: controversie e prospettive attuali. American Journal of Physiology-Endocrinology and Metabolism, 311(3), pp.E620-E627.

Johnson, K.M. e Schurr, K. (2011): Sitagliptin: un inibitore del DPP-4 per il trattamento del diabete mellito di tipo 2. Approfondimenti di medicina clinica: Therapeutics, 3, pp.CMT-S6227.

Jourdan, T., Park, J.K., Varga, Z.V., Pálóczi, J., Coffey, N.J., Rosenberg, A.Z., Godlewski, G., Cinar, R., Mackie, K., Pacher, P. e Kunos, G. (2018): La delezione del recettore del Cannabinoide 1 nei podociti attenua le disfunzioni sia glomerulari che tubolari in un modello murino di nefropatia diabetica. Diabete, obesità e metabolismo, 20(3), pp.698-708.

Juvekar, A.R. e Bandawane, D.D. (2009): Studio preliminare sull'effetto ipoglicemico dell'Alstonia scholaris Linn. Nei ratti diabetici normali e indotti da streptozotocina. Adv J Pharmacol Toxicol Toxicol, 10(3), pp.89-92.

Kalra, S., Kesavadev, J., Chadha, M. e Kumar, G.V. (2018): Inibitori del cotransporter-2 del sodio-glucosio in combinazione con altri agenti che riducono il glucosio per il trattamento del diabete mellito di tipo 2. Rivista indiana di endocrinologia e metabolismo, 22(6), p.827.

Kara, Ö., Esen, İ. e Tepe, D. (2018): Fattori che influenzano la frequenza e la durata della remissione nei bambini e negli adolescenti con una nuova diagnosi di diabete di tipo 1. Medical science monitor: rivista medica internazionale di ricerca sperimentale e clinica, 24, p.5996.

Karwasra, R., Kalra, P., Gupta, Y.K., Saini, D., Kumar, A. e Singh, S. (2016): Potenziale antiossidante e antinfiammatorio dell'estratto di scorza di melograno per migliorare le lesioni renali acute indotte dal cisplatino. Cibo e funzione, 7(7), pp.3091-3101.

Kaur, R., Mahajan, P. e Goswami, M. (2018): diabete mellito: un fattore di rischio emergente per la salute pubblica.

Kaushik, P., Lal, S. e Kaushik, D. (2018): Valutazione di Pinus roxburghii Sarg. Nella nefropatia diabetica indotta da STZ. Rivista globale di educazione e ricerca farmaceutica, 6(1-2).

Khaled, S.A. (2015): Herbal Medicine in Diabetes Mellitus: Efficacia della Punica Granatum Peel Powder nei prediabetici, diabetici e diabetici complicati. Vol.5, n.16.

Khan, H., Jawad, M., Kamal, M.A., Baldi, A., Xiao, J., Nabavi, S.M. e Daglia, M. (2018): Prove e prospettive di flavonoidi derivati da piante come agenti antiaggreganti piastrinici: Forti candidati a diventare farmaci del futuro. Tossicologia alimentare e chimica, 119, pp.355-367.

Kim, M.K. (2017): Trattamento delle malattie renali diabetiche: obiettivi attuali e futuri. La rivista coreana di medicina interna, 32(4), p.622.

Kim, Y. e Park, C.W. (2017): Nuovi agenti terapeutici nella nefropatia diabetica. La rivista coreana di medicina interna, 32(1), p.11.

Kim, Y.G., Byun, J., Yoon, D., Jeon, J.Y., Han, S.J., Kim, D.J., Lee, K.W., Park, R.W. e Kim, H.J. (2016): Effetto protettivo renale degli inibitori del DPP-4 nei pazienti con diabete mellito di tipo 2: uno studio di coorte. Giornale di ricerca sul diabete, 2016.

Re, A. (2017): Modelli animali di tipo 1 e tipo 2 Diabete Mellito. In Modelli animali per lo studio delle malattie umane (pp. 245-265). Stampa accademica.

Kirkpatrick, J.J. e Leslie, S.W. (2019): Rene a ferro di cavallo. In Stat Pearls [Internet]. Stat Pearls Publishing.

Kishore, L., Kajal, A. e Kaur, N. (2017): Ruolo della nicotinamide nel diabete indotto da streptozotocina nei modelli animali. J Endocrinolo Tiroide Res, 2, pp.01-04.

Klimova, N. e Kristian, T. (2019): Effetto multi-target della nicotinammide mononucleotide sul metabolismo bioenergetico del cervello. Ricerca neurochimica, pp.1-8.

Klimova, N., Long, A. e Kristian, T. (2018): Significato della proteina mitocondriale modifiche post-traslazionali nella fisiopatologia delle lesioni cerebrali. Ricerca sull'ictus traslazionale, 9(3), pp.223-237.

Koeppen, B.M. e Stanton, B.A. (2019): E-Book di Fisiologia Renale: Mosby fisiologia serie [6a] edizione. Elsevier Scienze della Salute.

Kolodziejski, P.A., Sassek, M., Chalupka, D., Leciejewska, N., Nogowski, L., Mackowiak, P., Jozefiak, D., Stadnicka, K., Siwek, M., Bednarczyk, M. e Szwaczkowski, T. (2018): GLP1 e GIP sono coinvolti nell'azione dei sinbiotici nei polli da carne. Journal of animal science and biotechnology, 9(1), p.13.

Koopman, A.D.M., Rutters, F., Rauh, S.P., Nijpels, G., Holst, J.J., Beulens, J.W., Alssema, M. e Dekker, J.M. (2018): Risposte incretine ai test del glucosio orale e dei pasti misti e cambiamenti nei livelli di glucosio a digiuno durante 7 anni di follow-up: The Hoorn meal Study. PloS uno, 13(1), p.e0191114.

Kriz, W. e Lemley, K.V. (2017): Sfide meccaniche alla barriera di filtrazione glomerulare: adattamenti e percorso per la sclerosi. Nefrologia pediatrica, 32(3), pp.405-417.

Kröller-Schön, S., Knorr, M., Hausding, M., Oelze, M., Schuff, A., Schell, R., Sudowe, S., Scholz, A., Daub, S., Karbach, S. e Kossmann, S. (2012): Miglioramento indipendente dalla glucosio delle disfunzioni vascolari nella sepsi sperimentale per inibizione della dipeptidilptidasi 4. Ricerca cardiovascolare, 96(1), pp.140-149.

Kuhad, A. e Chopra, K. (2009): Attenuazione della nefropatia diabetica da tocotrienolo: coinvolgimento del percorso di segnalazione NFkB. Scienze della vita, 84(9-10), pp.296-301.

Kumar, V., Sharma, K., Ahmed, B., Al-Abbasi, F.A., Anwar, F. e Verma, A. (2018): Deconvolgere il doppio effetto ipoglicemico del wedelolattone isolato da Wedelia calendulacea: indagine attraverso la validazione sperimentale e l'aggancio molecolare. RSC avanza, 8(32), pp.18180-18196.

Lai, Y.F., Wang, L. e Liu, W.Y. (2019): Il pretrattamento con nicotinammide allevia lo stress mitocondriale e protegge le cellule ipossiche del miocardio attraverso la via AMPK. European review for medical and pharmacological sciences, 23(4), pp.1797-1806.

Lascar, N., Brown, J., Pattison, H., Barnett, A.H., Bailey, C.J. e Bellary, S. (2018): Diabete di tipo 2 negli adolescenti e nei giovani adulti. The Lancet Diabetes & Endocrinology, 6(1), pp.69-80.

Latifi, E., Mohammadpour, A.A., Fathi, B. e Nourani, H. (2019): Effetti antidiabetici e antiiperlipidemici dell'estratto etilico di Ferula assa-foetida oleo-gomma-resina in ratti wistar diabetici indotti da streptozotocina. Biomedicina e farmacoterapia, 110, pp.197-202.

Laustsen, C., Stokholm Nørlinger, T., Christoffer Hansen, D., Qi, H., Mose Nielsen, P., Bonde Bertelsen, L., Henrik Ardenkjaer-Larsen, J. e Stødkilde Jørgensen, H. (2016): Il meccanismo di rilassamento dell'urea iperpolarizzato del 13C rivela cambiamenti renali nella nefropatia diabetica. La risonanza magnetica in medicina, 75(2), pp.515-518.

Lee, J.H., Yang, S.H., Oh, J.M. e Lee, M.G. (2010): Farmacocinetica dei farmaci nei ratti con diabete mellito indotto da alloxan o streptozocina: confronto con quelli dei pazienti con diabete mellito di tipo I. Journal of Pharmacy and Pharmacology, 62(1), pp.1-23.

Lee, Y.S. e Jun, H.S. (2016): Effetti antinfiammatori delle terapie a base di GLP-1 oltre il controllo del glucosio. Mediatori dell'infiammazione, 2016.

Lehmann, R. e Schleicher, E.D. (2000): Meccanismo molecolare della nefropatia diabetica. Clinica chimica acta, 297(1-2), pp.135-144.

Leslie, S.W. e Sharma, S. (2018): Anatomia, Addome e Bacino, Arteria renale. In StatPearls [Internet]. StatPearls Publishing.

Levitan, I., Delpire, E. e Rasgado-Flores, H. (2018): Regolazione del volume della cella (Libro).

Li, J., He, X., Li, M., M., Zhao, W., Liu, L. e Kong, X. (2015): Impronta chimica e analisi quantitativa per il controllo di qualità dei polifenoli estratti dalla buccia di melograno da HPLC. Chimica alimentare, 176, pp.7-11.

Lin, D., Xiao, M., Zhao, J., J., Li, Z., Xing, B., Li, X., Kong, M., Li, L., L., Zhang, Q., Liu, Y. e Chen, H. (2016): Una panoramica dei composti fenolici vegetali e la loro importanza nell'alimentazione umana e nella gestione del diabete di tipo 2. Molecole, 21(10), p.1374.

Lin, F. (2017): Autofagia in lesioni renali tubolari e riparazione. Acta physiologica, 220(2), pp.229-237.

Liu, W., Yu, J., Yan, Q., Wang, L., Li, N. e Xiong, W. (2018): Metaanalisi -del beneficio del trattamento con sitagliptina in pazienti con diabete di tipo 2 complicato con nefropatia incipiente. Medicina sperimentale e terapeutica, 16(3), pp.2545-2553.

Liu, Y., Y., Ye, J. , Cao, Y., Zhang, R., Wang, Y., Zhang, S., Dai, W. e Ye, S. (2019): La silibinina migliora la nefropatia diabetica attraverso il miglioramento della condizione diabetica nei topi. Rivista europea di farmacologia, 845, pp.24-31.

Livingstone, R., Boyle, J.G., Petrie, J.R. e REMOVAL Study Team (2017): Una nuova prospettiva sulla terapia con metformina nel diabete di tipo 1. Diabetologia, 60(9), pp.1594-1600.

Lizicarova, D., Krahulec, B., Hirnerova, E., Gaspar, L. e Celecova, Z. (2014): Fattori di rischio nella progressione della nefropatia diabetica al momento. Bratislavske lekarske listy, 115(8), pp.517-521.

Loganathan, K., Said, E.S., Winterrowd, E., Orebrand, M., He, L., Vanlandewijck, M., Betsholtz, C., Quaggin, S.E. e Jeansson, M. (2018): La carenza di angiopoietina-1 aumenta la rarefazione capillare renale e la fibrosi tubulointerstiziale nei topi. PloS uno, 13(1), p.e0189433.

Lopez, P.P. e Khorasani-Zadeh, A. (2019): Anatomia, Addome e Bacino, Duodeno. In Stat Pearls [Internet]. Stat Pearls Publishing.

López-Ferreras, L., Richard, J.E., Noble, E.E., Eerola, K., Anderberg, R.H., Olandersson, K., Taing, L., Kanoski, S.E., Hayes, M.R. e Skibicka, K.P. (2018): I recettori ipotalamici laterali GLP-1 sono fondamentali per il controllo del rinforzo alimentare, del comportamento ingerente e del peso corporeo. Psichiatria molecolare, 23(5), p.1157.

Lorber, D. (2014): Importanza della gestione del rischio di malattie cardiovascolari nei pazienti con diabete mellito di tipo 2. Diabete, sindrome metabolica e obesità: obiettivi e terapia, 7, p.169.

Lucier, J. e Weinstock, R.S. (2018): Diabete Mellito, tipo 1. In StatPearls [Internet]. StatPearls Publishing.

Luo, Z.F., Feng, B., Mu, J., Qi, W., Zeng, W., Guo, Y.H., Pang, Q., Ye, Z.L., Liu, L. e Yuan, F.H. (2010): Effetti dell'acido 4-fenilbutirrico sul processo e sullo sviluppo della nefropatia diabetica indotta nei ratti dalla streptozotocina: regolazione dell'attivazione stress-ossidativa del reticolo endoplasmatico. Tossicologia e farmacologia applicata, 246 (1-2), pp.49-57.

Mahesar, S.A., Kori, A.H., Sherazi, S.T.H., Kandhro, A.A. e Laghari, Z.H. (2019): Olio di semi di melograno (Punica granatum). In Oli di frutta: Chimica e funzionalità (pp. 691-709). Springer, Cham.

Maheshwari, R., Balaraman, R., Sen, A.K., Shukla, D. e Seth, A. (2017): Effetto della somministrazione concomitante di coenzima Q10 con sitagliptina sulla nefropatia diabetica indotta sperimentalmente nei ratti. Insufficienza renale, 39(1), pp.130-139.

Mahmoodi, M., Koohpeyma, F., Saki, F. e Maleksabet, A. (2019): L'effetto protettivo di Zataria multiflora Boiss. estratto idroalcolico sulla produzione di TNF-α, lo stress ossidativo, e il livello di insulina nei ratti diabetici indotti da streptozotocina. Avicenna journal of phytomedicine, 9(1), p.72.

Mahmoud, E.F. e Mahmoud, M.F. (2017): Effetto dell'estratto di buccia di melograno sulle ghiandole salivari sottomandibolari del diabete indotto da streptozotocina nei ratti: Studio istologico, immunoistochimico e ultrastrutturale. J Adv Biol Biotech, 13(3), pp.1-15.

Mali, K.K., Ligade, S.S. e Dias, R.J. (2019): Effetto ritardante della formulazione poliereballica sulla cataratta nei ratti diabetici indotti da STZ-NIC. Indian Journal of pharmaceutical sciences, 81(3), pp.415-423.

Mallek, A., Movassat, J., Ameddah, S., Liu, J., Semiane, N., Khalkhal, A. e Dahmani, Y. (2018): Diabete sperimentale indotto da streptozotocina nel gerbillo del deserto, Gerbillus gerbillus gerbillus, e gli effetti della somministrazione a breve termine di 20-idrossiecdysone. Biomedicina e farmacoterapia, 102, pp.354-361.

Mandal, M.M., Garg, S., Mishra, R.N. e Maharana, S.P. (2018): Studio sulla previsione del diabete mellito di tipo 2 negli studenti universitari della MBBS: uno studio trasversale in un centro sanitario terziario, Kolkata. International Journal of Research in Medical Sciences, 6(1), p.184.

Manna, K., Mishra, S., Saha, M., Mahapatra, S., Saha, C., Yenge, G., Gaikwad, N., Pal, R., Oulkar, D., Banerjee, K. e Saha, K.D. (2019): miglioramento della nefropatia diabetica con l'uso di estratto di buccia di melograno - nanoparticelle d'oro stabilizzate con estratto di melograno: valutazione del sistema di segnalazione NF-κB e Nrf2. Rivista internazionale di nanomedicina, 14, p.1753.

Mansur, S.A., Mieczkowska, A., Flatt, P.R., Chappard, D., Irwin, N. e Mabilleau, G. (2019): Sitagliptin altera la composizione ossea nei topi ad alto contenuto di grassi. Calcified tissue international, 104(4), pp.437-448.

Maqbool, M., Dar, M.A., Gani, I. e Mir, S.A. (2019): Modelli animali nel diabete mellito: Una panoramica. Journal of drug delivery and therapeutics, 9(1-s), pp.472-475.

Marca, V., Gianchecchi, E. e Fierabracci, A. (2018): Il diabete di tipo 1 e la sua patogenesi multifattoriale: il ruolo putativo delle cellule NK. Rivista internazionale di scienze molecolari, 19(3), p.794.

Marques, C., Mega, C., Gonçalves, A., Rodrigues-Santos, P., Teixeira-Lemos, E., Teixeira, F., Fontes-Ribeiro, C., Reis, F. e Fernandes, R. (2014): La sitagliptina previene l'infiammazione e la morte delle cellule apoptotiche nei reni degli animali diabetici di tipo 2. Mediatori dell'infiammazione, 2014.

Marques, C., Gonçalves, A., Pereira, P.M.R., Almeida, D., Martins, B., Fontes-Ribeiro, C., Reis, F. e Fernandes, R. (2019): L'inibitore del dipeptidilo peptidasi 4 sitagliptina migliora lo stress ossidativo e migliora le lesioni glomerulari in un modello di ratto di diabete di tipo 1. Scienze della vita, p.116738.

Matsui, T., Nakashima, S., Nishino, Y., Ojima, A., Nakamura, N., Arima, K., Fukami, K., Okuda, S. e Yamagishi, S.I. (2015): La carenza di peptidase-4 dipeptidile protegge dalla nefropatia diabetica sperimentale in parte bloccando l'asse del recettore dei prodotti finali della glicazione avanzata. Indagine di laboratorio, 95(5), p.525.

Mega, C., Teixeira de Lemos, E., Vala, H., Fernandes, R., Oliveira, J., Mascarenhas-Melo, F., Teixeira, F. e Reis, F. (2011): Miglioramento della nefropatia diabetica con una sitagliptina a basso dosaggio in un modello animale di diabete di tipo 2 (Zucker ratto diabetico grasso). Ricerca sperimentale sul diabete, 2011.

Mega, C., Teixeira-de-Lemos, E., Fernandes, R. e Reis, F. (2017): Effetti renoprotettivi del dipeptidil peptidase-4 inibitore della sitagliptina: una revisione nel diabete di tipo 2. Giornale di ricerca sul diabete, 2017.

Meltzer, J.S. (2019): Fisiologia renale. In Farmacologia e Fisiologia per l'anestesia (pp. 782-794). Elsevier.

Meng, Y., Ren, Z., Xu, F., Zhou, X., Song, C., Wang, V.Y.F., Liu, W., Lu, L., Thomson, J.A. e Chen, G. (2018): La nicotinamide promuove la sopravvivenza cellulare e la differenziazione come inibitore della chinasi nelle cellule staminali pluripotenti umane. Rapporti sulle cellule staminali, 11(6), pp.1347-1356.

Merck & Co.(2017): Inc., Januvia (Sitagliptin) Package Insert, Merck & Co. Inc., Whitehouse Station, NJ, USA, 2017.

Mestry, S.N., Dhodi, J.B., Kumbhar, S.B. e Juvekar, A.R. (2017): Attenuazione della nefropatia diabetica nei ratti diabetici indotti da streptozotocina da Punica granatum Linn. Estratto di foglie. Giornale di medicina tradizionale e complementare, 7(3), pp.273-280.

Mestry, S.N., Gawali, N.B., Pai, S.A., Gursahani, M. S., Dhodi, J.B., Munshi, R. e Juvekar, A.R. (2018): Punica granatum migliora la funzione renale nella nefropatia indotta dalla gentamicina nei ratti attraverso l'attenuazione dello stress ossidativo. Giornale di Ayurveda e medicina integrativa.

Mevin Mathew (2013): Fisiologia dell'insulina.

Mezza, T., Cinti, F. e Giaccari, A. (2018): Diabete secondario alle malattie del pancreas. Complicazioni del diabete, comorbilità e disturbi correlati, pp.523-539.

Middha, S.K., Usha, T. e Pande, V. (2016): Approfondimenti sulle cause e gli effetti antiiperglicemici della cotenna di Punica granatum nei ratti diabetici indotti dall'alloxan. Chiang Mai J Sci, 43, pp.112-122.

Moghetti, P. (2018): Diabete secondario ai disturbi endocrini e PCOS. Complicazioni del diabete, comorbilità e disturbi correlati, pp.575-593.

Mora-Fernández, C., Domínguez-Pimentel, V., de Fuentes, M.M., Górriz, J.L., Martínez-Castelao, A. e Navarro-González, J.F. (2014): Malattia renale diabetica: dalla fisiologia alla terapeutica. The Journal of Physiology, 592(18), pp.3997-4012.

Morigi, M., Perico, L. e Benigni, A. (2018): Sirtuini in salute renale e malattia. Journal of the American society of nephrology, 29(7), pp.1799-1809.

Mosele, J.I., Gosalbes, M.J., Macià, A., Rubió, L., Vázquez-Castellanos, J.F., Jiménez Hernández, N., Moya, A., Latorre, A. e Motilva, M.J. (2015): Effetto dell'assunzione giornaliera di succo di melograno sui microbioti fecali e sui metaboliti delle feci di volontari sani. Nutrizione molecolare e ricerca alimentare, 59(10), pp.1942-1953.

Motawi, T.K., Ahmed, S.A., Hamed, M.A., El-Maraghy, S.A. e Aziz, W.M. (2019): Melatonina e/o rowatinex attenuano la lesione renale diabetica indotta da streptozotocina nei ratti. Journal of biomedical research, 33(2), p.113.

Mozaffarian, D. (2016): Priorità dietetiche e politiche per le malattie cardiovascolari, il diabete e l'obesità: una revisione completa. Circolazione, 133(2), pp.187-225.

Mu, J., Petrov, A., Eiermann, G.J., G.J., Woods, J., Zhou, Y.P., Li, Z., Zycband, E., Feng, Y., Zhu, L., Roy, R.S. e Howard, A.D. (2009): L'inibizione del DPP-4 con sitagliptina migliora il controllo glicemico e ripristina la massa e la funzione delle cellule dell'isolotto in un modello di roditore con diabete di tipo 2. European journal of pharmacology, 623(1-3), pp.148-154.

Mulvihill, E.E. e Drucker, D.J. (2014): Farmacologia, fisiologia e meccanismi d'azione degli inibitori del peptidase-4 dipeptidilico. Recensioni di endocrinologia, 35(6), pp.992-1019.

Muskiet, M.H., Tonneijck, L., Smits, M.M., Van Baar, M.J., Kramer, M.H., Hoorn, E.J., Joles, J.A. e Van Raalte, D.H. (2017): GLP-1 e il rene: dalla fisiologia alla farmacologia e agli esiti nel diabete. Nature Reviews Nephrology, 13(10), p.605.

Nagata, M. (2016): Lesione di Podocyte e le sue conseguenze. Rene international, 89(6), pp.1221-1230.

Naidu, P.B., Ponmurugan, P., Begum, M.S., Mohan, K., Meriga, B., RavindarNaik, R. e Saravanan, G. (2015): Diosgenina riorganizza l'iperglicemia e il profilo lipidico distorto dei tessuti nei ratti diabetici ad alto contenuto di grassi indotti dalla dieta a basso contenuto di betazotocina. Journal of the Science of Food and Agriculture, 95(15), pp.3177-3182.

Naidu, P.B., Uddandrao, V.S., Naik, R.R., Pothani, S., Munipally, P.K., Meriga, B., Begum, M.S., Varatharaju, C., Pandiyan, R. e Saravanan, G. (2016): Effetti della S-allicisteina sui biomarcatori della via del poliolo nei ratti con diabete di tipo 2. Giornale canadese del diabete, 40(5), pp.442-448.

Nankar, R.P. e Doble, M. (2015): L'acido ellagico potenzia l'attività sensibilizzante dell'insulina del pioglitazone nei miotoubi L6. Journal of Functional Foods, 15, pp.1-10.

Narres, M., Claessen, H., Droste, S., Kvitkina, T., Koch, M., M., Kuss, O. e Icks, A. (2016): L'incidenza della malattia renale allo stadio finale nella popolazione diabetica (rispetto a quella non diabetica): una revisione sistematica. PloS uno, 11(1), p.e0147329.

Nauck, M.A. (2014): Aggiornamento sugli sviluppi con gli inibitori SGLT2 nella gestione del diabete di tipo 2. Progettazione, sviluppo e terapia dei farmaci, 8, p.1335.

Nauck, M.A. e Meier, J.J. (2018): Gli ormoni incretini: il loro ruolo nella salute e nelle malattie. Diabete, obesità e metabolismo, 20, pp.5-21.

Nelson, R.W. (2015): Neoplasia a cellule beta: insulinoma. In endocrinologia canina e felina: Quarta edizione (pp. 348-375). Elsevier Inc.

Nishikimi, M., Roa, N.A. e Yogi, K. (1972): Biochimica Bioph. Res Common, 46, pp.849-854.

Nistala, R. e Savin, V. (2017): Diabete, ipertensione e progressione cronica delle malattie renali: ruolo della DPP4. American Journal of Physiology-Renal Physiology, 312(4), pp.F661-F670.

Nistala, R., Habibi, J., Aroor, A., Sowers, J.R., Hayden, M.R., Meuth, A., Knight, W., Hancock, T., Klein, T., DeMarco, V.G. e Whaley-Connell, A. (2014): L'inibizione della DPP4 attenua le lesioni da barriera di filtrazione e lo stress ossidante nel ratto obeso zucker. Obesità, 22(10), pp.2172-2179.

Oh, S.H., Jorgensen, M.L., Wasserfall, C.H., Gjymishka, A. e Petersen, B.E. (2017): La soppressione della proteina omeostasi dell'isolotto ostacola la progressione del diabete mellito. Indagine di laboratorio, 97(5), p.577.

Ohkawa, H., Ohishi, N. e Yagi, K. (1979): Saggio per i perossidi lipidici nei tessuti animali per reazione dell'acido tiobarbiturico. Biochimica analitica, 95(2), pp.351-358.

Oluba, O.M., Adebiyi, F.D., Dada, A.A., Ajayi, A.A., Adebisi, K.E., Josiah, S.J. e Odutuga, A.A. (2019): Effetti dell'estratto di flavonoidi triangolari di foglie di Talinum su iperglicemia indotta da streptozotocina e complicazioni associate nei ratti. Scienza alimentare e nutrizione, 7(2), pp.385-394.

Olurishe, C.O., Kwanashie, H.O., Zezi, A.U., Danjuma, N.M. e Mohammed, B. (2017): La somministrazione di Sitagliptin-Moringa oleifera non ha ritardato la progressione né ha migliorato le anomalie funzionali e morfologiche nella nefropatia diabetica indotta dall'alloxan. Rivista indiana di farmacologia, 49(5), p.366.

Omwancha, W.S. e Burlage, R., Merck Sharp e Dohme Corp, (2019): Forme di dosaggio masticabili contenenti sitagliptina e metformina. Domanda di brevetto USA 16/141.508.

Packer, M. (2018): Ruolo dello scambiatore sodio-idrogeno nella mediazione degli effetti renali dei farmaci comunemente usati nel trattamento del diabete di tipo 2. Diabete, obesità e metabolismo, 20(4), pp.800-811.

Palipoch, S., e Punsawad, C. (2013): Studio biochimico e istologico di fegato di ratto e lesioni renali indotte da Cisplatino. Journal of Toxicologic Pathology 26(3):293-299.

Palma-Duran, S.A., Vlassopoulos, A., Lean, M., Govan, L. e Combet, E. (2017): Intervento nutrizionale e impatto del polifenolo sulla glicoemoglobina (HbA1c) in soggetti non diabetici e diabetici di tipo 2: Revisione sistematica e meta-analisi. Revisioni critiche nella scienza dell'alimentazione e della nutrizione, 57(5), pp.975-986.

Patche, J., Girard, D., Catan, A., Boyer, F., Dobi, A., Planesse, C., Diotel, N., Guerin-Dubourg, A., Baret, P., Bravo, S.B. e Paradela-Dobarro, B. (2017): Lo stress ossidativo epatico indotto dal diabete: un nuovo ruolo patogeno per l'albumina glicata. Free Radical Biology and Medicine, 102, pp.133-148.

Patel, C., Thompson, C., Copley-Harris, M. e Hattab, Y. (2019): L'interazione tra Sitagliptin e Simvastatina causa rabdomiolisi e AKI. Rapporti di casi in medicina, 2019.

Patil, S.D., Somani, R. e Jain, A. (2019): Effetto antiiperglicemico, antiiperlipidemico e antiossidante dell'estratto ricco di flavonoidi di Dikamali nei ratti diabetici di tipo II indotti da Streptozotocin-Nicotinamide. Rivista asiatica di farmacia e farmacologia, 5(3), pp.486-494.

Patil, U.S., Bandawane, D.D., Bibave, K.H. e Chaudhari, P.D. (2013): Attività antiperglicemica e antiossidante in vitro di Punica granatum Linn. Nei ratti diabetici indotti dall'alloxan. Ind Drugs, 50(02), pp.39-46.

Patton, C.J. e Crouch, S.R. (1977): Determinazione dell'urea (reazione di Berthelot modificata dall'ureasi). Anale. Chem, 49, pp.464-469.

Paudel, Y.N., Ali, M.R., Bawa, S., Shah, S., Adil, M., Siddiqui, A., Basheer, A.S., Hassan, M.Q. e Sharma, M. (2018): Valutazione di 4-metil-2-[(2-metilbenzil) amino]-1, 3-tiazolo-5-carbossilico contro l'iperglicemia, sensibilità all'insulina e risposte infiammatorie indotte dallo stress ossidativo e danni alle cellule β nel pancreas di ratti diabetici indotti da streptozotocina. Tossicologia umana e sperimentale, 37 (2), pp.163-174.

Pavić, T., Juszczak, A., Pape Medvidović, E., Burrows, C., Šekerija, M., Bennett, A.J., Ćuća Knežević, J., Gloyn, A.L., Lauc, G., McCarthy, M.I. e Gornik, O. (2018): L'insorgenza del diabete maturo dei giovani a causa delle varianti dell'HNF1A in Croazia. Biochemia medica: Biochemia medica, 28(2), pp.285-295.

Pérez Gutierrez, R.M., García Campoy, A.H., Paredes Carrera, S.P., Muñiz Ramirez, A., Mota Flores, J.M., Valle, F. e Odin, S. (2019): 3′-O-β-d-glucopiranosil-α, 4, 2′, 4′, 4′, 6′-pentaidrossi-diidrochalcone, dalla corteccia di Eysenhardtia polystachya previene la nefropatia diabetica inibendo la glicazione delle proteine nei topi diabetici indotti da STZ-Nicotinamide. Molecole, 24(7), p.1214.

Perricone, N.V. e Perricone LLC N.V. (2018): Niacinamide Mononucleotide formulazioni per l'invecchiamento della pelle. Domanda di brevetto USA 15/739.219.

Persson, F. e Rossing, P. (2018): Diagnosi della malattia del rene diabetico: stato dell'arte e prospettive future. Integratori renali internazionali, 8(1), pp.2-7.

Plows, J., Stanley, J., Baker, P., Reynolds, C. e Vickers, M. (2018): La fisiopatologia del diabete mellito gestazionale. Rivista internazionale di scienze molecolari, 19(11), p.3342.

Prodam, F., Chiocchetti, A. e Dianzani, U. (2018): La dieta come strategia per la prevenzione del diabete di tipo 1. Immunologia cellulare e molecolare, 15(1), p.1.

Qiu, D.D., Liu, J., Shi, J.S., An, Y., Ge, Y.C., Zhou, M.L. e Jiang, S. (2018): Renoprotezione fornita dagli inibitori del dipeptidil peptidase-4 in combinazione con i bloccanti del recettore dell'angiotensina nei pazienti con nefropatia diabetica di tipo 2. Rivista medica cinese, 131(22), p.2658.

Radi, Z.A. (2019): Fisiopatologia renale, tossicologia e lesioni indotte da farmaci nello sviluppo di farmaci. Rivista internazionale di tossicologia, p.1091581819831701.

Radojčin, D. e Polovina, S.P. (2018): Ruolo degli incretini nella patogenesi del diabete di tipo 2. Medicinski glasnik Specijalne bolnice za bolesti štitaste žlezde i bolesti metabolizma'Zlatibor', 23(70), pp.53-65.

Rahimi, R., Karimi, J., Khodadadi, I., Tayebinia, H., Kheiripour, N., Hashemnia, M. e Goli, F. (2018): La silimarina migliora l'espressione dell'urotensina II (U-II) e del suo recettore (UTR) e attenua lo stress ossidativo tossico nel cuore dei ratti con diabete di tipo 2. Biomedicina e farmacoterapia, 101, pp.244-250.

Rajendiran, D., Packirisamy, S. e Gunasekaran, K. (2018): Una recensione sul ruolo degli antiossidanti nel diabete. Asian journal of pharmaceutical and clinical research, 11(2), pp.48-53.

Rakieten, N. (1963): Studi sull'azione diabetogena del STZ (NSC 37917). Cancer Chemotherapy Rept, 29, pp.91-98.

Ramadhani, D.T., Amradani, R.A.R., Ulfia, M., Utami, S.M., Indarto, D. e Wasita, B. (2019): L'effetto comparativo dell'estratto di buccia di melograno e del Dapagliflozin sul peso corporeo dei ratti maschi Albino Wistar con diabete Mellito di tipo 2. Nella serie di conferenze IOP: Scienza dei materiali e ingegneria (Vol. 546, n. 6, p. 062023). IOP Publishing.

Ramírez, E., Picatoste, B., González-Bris, A., Oteo, M., Cruz, F., Caro-Vadillo, A., Egido, J., Tuñón, J., Morcillo, M.A. e Lorenzo, Ó. (2018): La sitagliptina ha migliorato l'assimilazione del glucosio a scapito dell'utilizzo degli acidi grassi nel diabete sperimentale di tipo II: ruolo delle isoforme GLP-1 nel traffico dei recettori del Glut4. Diabetologia cardiovascolare, 17(1), p.12.

Rathod, N.R., Biswas, D., Chitme, H.R., Ratna, S., Muchandi, I.S. e Chandra, R. (2012): Effetti anti-urolitiatici della Punica granatum nei ratti maschi. Giornale di etnofarmacologia, 140(2), pp.234-238.

Ravi, P.M., Chinniah, R., Sivanadham, R., Vijayan, M., Pannerselvam, D., Pushkala, S. e Karuppiah, B. (2018): Interazioni sinergiche dei polimorfismi del gene dell'enzima di conversione dell'angiotensina (ACE) e del gene dell'apolipoproteina E (APOE) con suscettibilità al T1DM nell'India meridionale. Meta-Gene, 18, pp.39-45.

Rehfeld, J.F. (2018): L'origine e la comprensione del concetto di incretina. Frontiere in endocrinologia, 9.

Reidy, K., Kang, H.M., Hostetter, T. e Susztak, K. (2014): Meccanismi molecolari della malattia del rene diabetico. The Journal of clinical investigation, 124(6), pp.2333-2340.

Ren, X., Zhu, R., Liu, G., Xue, F., Wang, Y., Xu, J., Zhang, W., Yu, W. e Li, R. (2019): Effetto della sitagliptina sulla segnalazione tubulointerstiziale Wnt/β-catenina nella nefropatia diabetica. Nefrologia.

Rodrigues, P.A. e Samuel, N. (2018): Una revisione sistematica sui risultati clinici degli inibitori della peptidase-4 dipeptidile nei pazienti affetti da diabete mellito di tipo 2. Indian Journal of Pharmacy Practice, 11(3), p.141.

Rosol, T.J., DeLellis, R.A., Harvey, P.W. e Sutcliffe, C. (2013): Sistema endocrino. In Haschek e Rousseaux's Handbook of Toxicologic Pathology (pp. 2391-2492). Stampa accademica.

Rossing, P. e Frimodt-Møller, M. (2019): Caratteristiche cliniche e decorso naturale della nefropatia diabetica. In Nefropatia diabetica (pp. 21-32). Springer, Cham.

Rotondo, A., Masuy, I., Verbeure, W., Biesiekierski, J.R., Deloose, E. e Tack, J. (2019): Studio clinico randomizzato: l'inibitore DPP-4, la vildagliptina, inibisce l'accomodazione gastrica e aumenta i livelli plasmatici di peptide-1 simile al glucagone nei volontari sani. Farmacologia alimentare e terapeutica, 49(8), pp.997-1004.

Saad, E.A., Hassanien, M.M., El-Hagrasy, M.A. e Radwan, K.H. (2015): Attività antidiabetica, ipolipemizzante e antiossidante e gli effetti protettivi di Punica granatum peels powder contro le lesioni dei tessuti pancreatici ed epatici indotta da streptozotocina IDDM nei ratti. Int J Pharm Pharm Sci, 7(7), pp.397-402.

Sadi, G., Şahin, G. e Bostanci, A. (2019): Modulazione della via di segnalazione dell'insulina renale e degli enzimi antiossidanti con il diabete indotto da streptozotocina: effetti del resveratrolo. Medicina, 55(1), p.3.

Safhi, M.M., Alam, M.F., Sivakumar, S.M. e Anwer, T. (2019): Potenziale epatoprotettivo del sargassum muticum contro i danni al fegato diabetico indotti da stz nei ratti wistar inibendo le citochine e la via dell'apoptosi. Patologia cellulare analitica, 2019.

Saleem, N., Naeem, M., Rashid, A., Akhter, N., Tahir, I.M. e Khurshid, M. (2018): Nefropatia diabetica: Patogenesi e gestione terapeutica. Pak J Med Biol Sci, 2(1).

Salles, T., dos Santos, L., Barauna, V. e Girardi, A. (2015): Potenziale ruolo del peptidasi dipeptidicasi IV nella fisiopatologia dello scompenso cardiaco. Rivista internazionale di scienze molecolari, 16(2), pp.4226-4249.

Salwe, K.J., Sachdev, D.O., Bahurupi, Y. e Kumarappan, M. (2015): Valutazione dell'attività antidiabetica, ipolipedimica e antiossidante dell'estratto idroalcolico di foglie e buccia di frutta della Punica granatum nei ratti maschi Wistar albini. Journal of natural science, biology, and medicine, 6(1), p.56.

Samaha, M.M., Said, E. e Salem, S.A. (2019): Uno studio comparativo del ruolo della crocina e della sitagliptina nell'attenuazione del diabete mellito indotto da STZ e dei cambiamenti infiammatori e apoptotici associati nelle isole β pancreatiche. Tossicologia e farmacologia ambientale, p.103238.

Samarghandiano, S., Azimi-Nezhad, M. e Samini, F. (2014): Effetto migliorativo dell'estratto acquoso di zafferano su iperglicemia, iperlipidemia e stress ossidativo sull'encefalopatia diabetica indotta da streptozotocina nel diabete mellito sperimentale indotto da streptozotocina. Ricerca BioMed internazionale, 2014.

Scanlon, V.C. e Sanders, T. (2019): Elementi essenziali di anatomia e fisiologia. FA Davis.

Scheen, A.J. e Delanaye, P. (2017): Effetti della riduzione della pressione arteriosa sugli esiti renali nei pazienti con diabete di tipo 2: focus su inibitori SGLT2 e EMPA-REG OUTCOME. Diabete e metabolismo, 43(2), pp.99-109.

Schiellerup, S.P., Skov-Jeppesen, K., Windeløv, J.A., Svane, M.S., Holst, J.J., Hartmann, B. e Rosenkilde, M.M. (2019): Gli ormoni intestinali e il loro effetto sul metabolismo osseo. Potenziali terapie farmacologiche nel futuro trattamento dell'osteoporosi. Frontiere in endocrinologia, 10.

Schiffer, T.A., Gustafsson, H. e Palm, F. (2018): I mitocondri del midollo allungato del rene sono più efficienti rispetto ai mitocondri della corteccia come strategia per sostenere la produzione di ATP in un ambiente non ottimale. American Journal of Physiology-Renal Physiology, 315(3), pp.F677-F681.

Shah, M.A., Reanmongkol, W., Radenahmad, N., Khalil, R., Ul-Haq, Z. e Panichayupakaranant, P. (2019): Effetti anti-iperglicemici e anti-iperlipidemici di estratto ricco di rinacantine da foglie di Rhinacanthus nasutus in foglie di Rhinacanthus nasutus in ratti diabetici indotti da nicotinamide-streptozotocina. Biomedicina e farmacoterapia, 113, p.108702.

Shalaby, M.F., Zaki, A.A., Shabana, S. e Osman, N.M.(2015): Effetti dell'estratto di bucce di punica granatum sull'attività intestinale dell'α-glucosidasi e sull'istopatologia del pancreas dei ratti diabetici indotti dall'alloxan.

Sharma, S., Jaya, D., Jha, Jha, .K. e Sharma, S. (2010): Modelli sperimentali di diabete. Int J Res Ayurveda e. Pharm 2010;12(2):292-301.

Shi, S., Koya, D. e Kanasaki, K. (2016): Dipeptidil peptidase-4 e fibrosi renale nel diabete. Fibrogenesi e riparazione dei tessuti, 9(1), p.1.

Shivavedi, N., Tej, G.N.V.C., Neogi, K. e Nayak, P.K. (2019): Terapia con l'acido ascorbico: Una potenziale strategia contro la depressione comorbida, simile al comportamento dei ratti diabetici indotti da streptozotocina e nicotinamide. Biomedicina e farmacoterapia, 109, pp.351-359.

Sifuentes-Franco, S., Padilla-Tejeda, D.E., Carrillo-Ibarra, S. e Miranda-Díaz, A.G. (2018): Stress ossidativo, apoptosi e funzione mitocondriale nella nefropatia diabetica. Rivista internazionale di endocrinologia, 2018.

Sil, B.C., Moore, D.J. e Lane, M.E. (2018): Uso dell'analisi LC-MS per chiarire i sottoprodotti della trasformazione della niacinamide in seguito a studi di permeazione cutanea in vitro. Rivista internazionale di scienza cosmetica, 40(5), pp.525-529.

Singh, A., Srivastav, R. e Pandey, A.K. (2018): Effetto dei semi di Terminalia chebula sul siero del sangue, sul profilo lipidico e sui parametri delle urine nei ratti diabetici indotti da STZ. Journal of Pharmacognosy and Phytochemistry, 7(2), pp.01-05.

Singh, A.P., Singh, A.J. e Singh, N. (2011): Indagini farmacologiche su Punica granatum nell'insufficienza renale acuta indotta da glicerolo nei ratti. Rivista indiana di farmacologia, 43(5), p.551.

Singh, B., Singh, J.P., Kaur, A. e Singh, N. (2017): Composizione fenolica e potenziale antiossidante dei semi di legumi da granella: Una recensione. Ricerca alimentare internazionale, 101, pp.1-16.

Sirigiri, N., Subramanian, N.S., Reddy, G.N.K. e Kumar, N. (2018): Stabilità che indica lo sviluppo e la convalida del metodo per la stima simultanea del fosfato di sitagliptina e della metformina HCl in compresse da parte dell'HPLC. Int. J. Pharm. Sci. Res, 9, pp.4294-4302.

Song, X., Zheng, S., Yang, G., G., Xiong, G., Cao, Z., Feng, M., Zhang, T. e Zhao, Y. (2018): Glucagonoma e la sindrome del glucagonoma. Lettere di oncologia, 15(3), pp.2749-2755.

Stopford, R., Winkley, K. e Ismail, K. (2013): Supporto sociale e controllo glicemico nel diabete di tipo 2: una revisione sistematica degli studi osservazionali. Educazione del paziente e consulenza, 93(3), pp.549-558.

Sugimoto, D.H., Dex, T., Stager, W. e Aroda, V.R. (2018): Efficacia di iGlarLixi, una combinazione a rapporto fisso di insulina glargine e lixisenatide, in pazienti con diabete di tipo 2 stratificato come ad alto o basso rischio secondo le misurazioni HEDIS. Diabete, obesità e metabolismo, 20(11), pp.2680-2684.

Sulaiman, M.K. (2019): Nefropatia diabetica: recenti progressi nella fisiopatologia e sfide nella gestione della dieta. Diabetologia e sindrome metabolica, 11(1), p.7.

Sviglerova, J., Kuncova, J. e Stengl, M. (2017): Modelli cardiovascolari: Cuore Secondariamente influenzato da malattie (diabete mellito, insufficienza renale, e disfunzionale Innervazione simpatica). In Modelli animali per lo studio delle malattie umane (pp. 175-203). Stampa accademica.

Swapna, K., Uddandrao, V.S., Parim, B., Ravindarnaik, R., Suresh, P., Ponnusamy, P., Balakrishnan, S., Vadivukkarasi, S., Harishankar, N., Reddy, K.P. e Nivedha, P.R. (2019): Effetti dell'acido asiatico, un costituente attivo nella Centella asiatica (L.): prospettive riparative di streptozotocin-nicotinamide indotte da cambiamenti del profilo lipidico e degli enzimi metabolici lipidici nei ratti diabetici. Patologia clinica comparativa, pp.1-9.

Swiatecka-Urban, A. (2017): Traffico endocitico al diaframma a fessura di podociti maturi. Frontiere in pediatria, 5, p.32.

Szpigel, A., Hainault, I., Carlier, A., Venteclef, N., Batto, A.F., Hajduch, E., Bernard, C., Ktorza, A., Gautier, J.F., Ferré, P. e Bourron, O. (2018): L'ambiente lipidico induce stress ER, espressione TXNIP e infiammazione nelle cellule immunitarie di individui con diabete di tipo 2.

Ta, S. (2014): Diagnosi e classificazione del diabete mellito. Cura del diabete, 37, p.S81.

Tauschmann, M. e Hovorka, R. (2018): Tecnologia nella gestione del diabete mellito di tipo 1 - stato attuale e prospettive future. Nature Reviews Endocrinology, 14(8), p.464.

Tervaert, T. W.C., Mooyaart, A.L., Amann, K., Cohen, A.H., Cook, H.T., Drachenberg, C.B., Ferrario, F., Fogo, A.B., Haas, M., de Heer, E. e Joh, K. (2014): Classificazione patologica della nefropatia diabetica. Journal of the American Society of Nephrology, 21(4), pp.556-563.

Thangaraj, P. (2016): Valutazione della proprietà antidiabetica su ratti diabetici indotti da streptozotocina. Nei saggi farmacologici di prodotti naturali a base vegetale (pp. 145-149). Springer, Cham.

Thomson, S.C. e Vallon, V. (2018): Effetti renali delle terapie per il diabete a base di incretina: previsioni precliniche ed esiti degli studi clinici. Attuali rapporti sul diabete, 18(5), p.28.

Tietz, N.W. (1990): Guida clinica ai test di laboratorio 2° Ed. Philadelphia. Tovar D, Zambonino-Infante JL, Cahu C, Gatesoupe FJ, Lésel R (2002). Effetto dell'incorporazione di lieviti vivi nella dieta composta sull'attività degli enzimi digestivi nelle larve di branzino. Acquacoltura, 204, pp.113-123.

Tietz, N.W. e Ash, K.O. (1995): Guida clinica ai test di laboratorio. Chimica clinica, 41(10), pp.1548-1548.

Toma, A., Makonnen, E., Mekonnen, Y., Debella, A. e Adisakwattana, S. (2015): Attività antidiabetiche dell'etanolo acquoso e della frazione n-butanolo delle foglie di Moringa stenopetala nei ratti diabetici indotti da streptozotocina. BMC medicina complementare e alternativa, 15(1), p.242.

Tomovic, K., Lazarevic, J., Kocic, G., Deljanin-Ilic, M., Anderluh, M. e Smelcerovic, A. (2019): Meccanismi e percorsi di attività antinfiammatoria degli inibitori del DPP-4 nella protezione cardiovascolare e renale. Recensioni di ricerca medica, 39(1), pp.404-422.

Trinder, P. (1969): Determinazione del glucosio nel sangue usando la glucosio ossidasi con un accettore alternativo di ossigeno. Annali di biochimica clinica, 6(1), pp.24-27.

Trivelli, L.A., Ranney, H.M. e Lai, H.T. (1971): Componenti dell'emoglobina nei pazienti con diabete mellito. New England Journal of Medicine, 284(7), pp.353-357.

Tsimihodimos, V. e Elisaf, M. (2018): Effetti delle terapie a base di incretina sulla funzione renale. Rivista europea di farmacologia, 818, pp.103-109.

Tsurutani, Y., Omura, M., Matsuzawa, Y., Saito, J., Higa, M., Taniyama, M. e Nishikawa, T. (2017): Efficacia e sicurezza dell'inibitore del dipeptidil Peptidase-4 Sitagliptin sull'aterosclerosi, funzione delle cellule β e controllo glicemico nei pazienti giapponesi con diabete mellito di tipo 2 che sono in trattamento Ingenuo o poco reattivo agli agenti antidiabetici: uno studio multicentrico, prospettico, osservazionale, non controllato. Current Therapeutic Research, 84, pp.26-31.

Tuck, M.K., Chan, D.W., Chia, D., Godwin, A.K., Grizzle, W.E., Krueger, K.E., Rom, W., Sanda, M., Sorbara, L., Stass, S. e Wang, W. (2008): Procedure operative standard per la raccolta di siero e plasma: gruppo di lavoro per l'integrazione delle procedure operative standard per l'individuazione precoce della rete di ricerca, dichiarazione di consenso. Journal of proteome research, 8(1), pp.113-117.

Turrini, E., Ferruzzi, L. e Fimognari, C. (2015): Potenziali effetti dei polifenoli del melograno nella prevenzione e nella terapia del cancro. Medicina ossidativa e longevità cellulare, 2015.

Uddandrao, V.S., Brahmanaidu, P., Ravindarnaik, R., Suresh, P., Vadivukkarasi, S. e Saravanan, G. (2018): Potenzialità riparatoria della S-allicisteina contro la nefropatia diabetica attraverso l'attenuazione dello stress ossidativo e l'infiammazione nei ratti diabetici indotti da streptozotocina e nicotinamide. Rivista europea della nutrizione, pp.1-13.

Ullah, N., Ali, J., Khan, F.A., Khurram, M., Hussain, A., Rahman, I.U., Rahman, Z.U. e Ullah, S. (2012): Composizione approssimativa, contenuto di minerali, valutazione dell'attività antibatterica e antimicotica delle bucce di melograno (Punica granatum L.) in polvere. Middle-East Journal of Scientific Research, 11(3), pp.396-401.

Ullah, R., Tariq, S.A., Khan, N. e Sharif, N. (2017): Effetto di abbassamento dei lipidi dell'estratto di metanolo di Tamarix-aphylla L. Karst (Saltcedar) nei ratti diabetici indotti da Streptozocin-Nicotinamide. J Trattare il diabete.

Umanath, K. e Lewis, J.B. (2018): Aggiornamento sulla nefropatia diabetica: curriculum di base 2018. American Journal of Kidney Diseases, 71(6), pp.884-895.

Valencia, W.M. e Florez, H. (2017): Come prevenire le complicazioni microvascolari del diabete di tipo 2 oltre il controllo del glucosio. Bmj, 356, p.i6505.

Varin, E.M., Mulvihill, E.E., Beaudry, J.L., Pujadas, G., Fuchs, S., Tanti, J.F., Fazio, S., Kaur, K., Cao, X., Baggio, L.L. e Matthews, D. (2019): I livelli circolanti di peptidase-4 dipeptidil solubile sono dissociati dall'infiammazione e indotti dall'inibizione enzimatica dpp4. Metabolismo cellulare, 29(2), pp.320-334.

Venkatachalam, M.A., Weinberg, J.M., Kriz, W. e Bidani, A.K. (2015): Fallimento del recupero dei tubuli, transizione AKI-CKD e progressione della malattia renale. Journal of the American Society of Nephrology, 26(8), pp.1765-1776.

Vinod, P.B. (2012): Fisiopatologia della nefropatia diabetica. Domande cliniche: Nefrologia, 1(2), pp.121-126.

Vivek, K.S. (2010): Streptozotocina: uno strumento sperimentale nel diabete e nel morbo di Alzheimer (A-Review). Int J Pharma Res Dev, 2(1), pp.1-7.

Von Websky, K., Reichetzeder, C. e Hocher, B. (2014): Fisiologia e fisiopatologia degli incretini nel rene. Parere attuale in nefrologia e ipertensione, 23(1), pp.54-60.

Wang, H., Zhou, Y., Guo, Z., Dong, Y., Xu, J., Huang, H., Liu, H. e Wang, W. (2018): Sitagliptin attenua la disfunzione endoteliale dei ratti diabetici diabetici Zucker: implicazione dell'antiperossinitrito e dell'autofagia. Giornale di farmacologia cardiovascolare e terapeutica, 23(1), pp.66-78.

Wang, J., Hu, L., Chen, Y., Fu, T., Jiang, T., Jiang, A. e Tu, X. (2019): Sitagliptin migliora la funzione renale nella nefropatia diabetica nei ratti maschi Sprague Dawley attraverso l'espressione upregulating heme oxygenase-1. Endocrino, 63(1), pp.70-78.

Watcharachaisoponsiri, T., Sornchan, P., Charoenkiatkul, S. e Suttisansanee, U. (2016): L'attività inibitoria dell'α-glucosidasi e dell'α-amilasi da diversi estratti di peperoncino. International Food Research Journal, 23(4).

Wohlrab, J. e Kreft, D. (2014): I meccanismi d'azione della niacinamide e il suo uso attuale in dermatologia. Farmacologia e fisiologia della pelle, 27(6), pp.311-315.

Wu, J. e Yan, L.J. (2015): Il diabete di tipo 1 indotto da streptozotocina nei roditori come modello per studiare i meccanismi mitocondriali della glucotossicità delle cellule β diabetiche. Diabete, sindrome metabolica e obesità: obiettivi e terapia, 8, p.181.

Xiang, J., Apea-Bah, F.B., Ndolo, V.U., Katundu, M.C. e Beta, T. (2019): Profilo dei composti fenolici e attività antiossidante delle varietà di miglio da dito. Chimica alimentare, 275, pp.361-368.

Xing, J., Gong, Q., Zhang, R., Sun, S., S., Zou, R. e Wu, A. (2018): Una nuova sonda idrolitica non enzimatica per il riconoscimento e l'imaging specifico del peptidasi dipeptidicasi IV. Comunicazioni chimiche, 54(63), pp.8773-8776.

Xu, L. e Ren, Y. (2019): La sitagliptina inibisce l'apoptosi cellulare e l'infiammazione dei tessuti renali nei ratti modello di nefropatia diabetica. Giornale cinese di immunologia cellulare e molecolare, 35(3), pp.217-222.

Yang, S., Zhang, J., Feng, C. e Huang, G. (2013): La variante MTHFR 677 T contribuisce al rischio di nefropatia diabetica nei soggetti caucasici con diabete di tipo 2: una meta-analisi. Metabolismo, 62(4), pp.586-594.

Yang, Z.J., Wang, H.R., Wang, Y.I., Zhai, Z.H., Wang, L.W., Li, L., Zhang, C. e Tang, L. (2019): Myricetin Attenuated Diabetes-Associated Kidney Injuries and Dysfunction via Regulating Nuclear Factor (Erythroid Derived 2)-Like 2 and Nuclear Factor-κB Signaling. Frontiere in Farmacologia, 10.

Yankuzo, H., Ahmed, Q.U., Santosa, R.I., Akter, S.F.U. e Talib, N.A. **(2011):** Effetto benefico delle foglie di Murraya koenigii (Linn.) Spreng (Rutaceae) sui danni renali indotti dal diabete in vivo. Journal of ethnopharmacology, 135(1), pp.88-94.

Yelumalai, S., Giribabu, N., Karim, K., Omar, S.Z. e Salleh, N.B. **(2019): La** somministrazione in vivo di quercetina migliora lo stress ossidativo dello sperma, l'infiammazione, preserva la morfologia dello sperma e le funzioni nei ratti diabetici maschi adulti indotti da streptozotocina-nicotinamide. Archivio della scienza medica: AMS, 15(1), p.240.

Yoo, S., Yang, E.J. e Koh, G. (2019): Fattori relativi ai livelli di incretina nel sangue intatto nei pazienti con diabete mellito di tipo 2. Diario del diabete e del metabolismo, 43.

Giovane, D.S. (2001): Effetti della malattia sul laboratorio clinico. Test, 4° ed AACC.

Younis, F., Leor, J., Abassi, Z., Landa, N., Rath, L., Hollander, K., Naftali-Shani, N. e Rosenthal, T. (2018): Effetto benefico dell'inibitore SGLT2 empagliflozina sull'omeostasi del glucosio e sui parametri cardiovascolari nel ratto diabetico iperteso di Cohen Rosenthal (CRDH). Giornale di farmacologia cardiovascolare e terapeutica, 23(4), pp.358-371.

Yuzbasioglu, D., Enguzel-Alperen, C. e Unal, F. (2018): Indagine sugli effetti genotossici in vitro di un farmaco antidiabetico sitagliptina. Tossicologia alimentare e chimica, 112, pp.235-241.

Zafar, M., Naqvi, S.N.U.H., Ahmed, M. e Kaimkhani, Z.A. (2009): Morfologia del fegato alterata ed enzimi nei ratti diabetici indotti dalla streptozotocina. International Journal of Morphology, 27(3).

Zahra, I.F., El, A.S. e Chadli, A. (2018): Diabete secondario associato a endocrinopatie principali (circa 161 casi). Nel 20° Congresso Europeo di Endocrinologia (Vol. 56). BioScientifica.

Zayed, A.E., Saleh, A., Gomaa, A., Abd-Elkareem, M., Anwar, M.M., Hassanein, K., Elsherbiny, M.M. e Kotb, A.M. (2018): Effetto protettivo del Ginkgo biloba e dell'acqua magnetizzata sulla nefropatia indotta da diabete di tipo 2 nel ratto. Medicina ossidativa e longevità cellulare, 2018.

Zhang, L., Chen, C.L., Kang, P.T., Jin, Z. e Chen, Y.R. (2017): Acetilazione proteica differenziale aiuta l'importazione di SOD2 in eccesso nei mitocondri e media l'aggregazione SOD2 associato con l'ipertrofia cardiaca nel cuore murino SOD2-tg. Free Radical Biology and Medicine, 108, pp.595-609.

Zhao, L.L., Makinde, E.A., Shah, M.A., Olatunji, O.J. e Panichayupakaranant, P. (2019): L'estratto ricco di rinacantine e la rinacantina C migliorano lo stress ossidativo e l'infiammazione nella nefropatia diabetica indotta da streptozotocina e nicotinamide. Journal of Food Biochemistry, 43(4), p.e12812.

Zhao, X., Yuan, Z., Fang, Y., Y., Yin, Y. e Feng, L. (2013): Caratterizzazione e valutazione delle principali antocianine in buccia di melograno (Punica granatum L.) di diverse cultivar e delle loro fasi di sviluppo. Ricerca e tecnologia alimentare europea, 236(1), pp.109-117.

Zimmet, P.Z., Magliano, D.J., Herman, W.H. e Shaw, J.E. (2014): Il diabete: una sfida del 21° secolo. La lancetta Diabete & endocrinologia, 2(1), pp.56-64

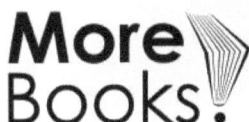
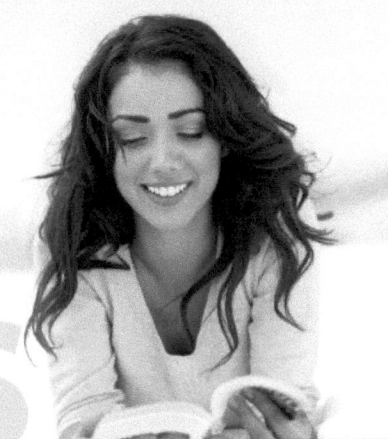

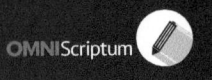

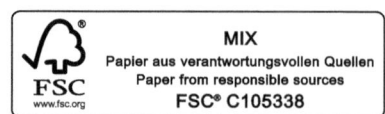

Printed by Books on Demand GmbH, Norderstedt / Germany